JN171897

村上伸治＝著
Shinji Murakami

現場から考える精神療法

——うつ、統合失調症、そして発達障害

日本評論社

まえがき

　精神科医になって 29 年間、ずっと考え続けているのは、「精神療法（心理療法も同義）とは何か？」「何をすることが精神療法になるのか？」という疑問である。成田善弘先生は著書『精神療法の第一歩』の中で、「精神療法とは何かという問いは精神療法そのものの中に内在している。精神療法とは、精神療法とは何かと常に問うことである」と述べている。素敵な考えだな、と思ってずっと考えてきたが、考えれば考えるほど、疑問はどんどん増えてきている。

　幸い、私を指導して下さった先輩たちは、各自が豊かな精神療法を行いつつも、「これが精神療法だ」、「この理論を学べばいいんだ」、「俺の治療を真似ろ」などと言うことはなかった。私が無茶な質問をぶつける度に、「うーん……」と唸って考えてくれた。さらには、「さっきの先生のあの治療のどこがどう精神療法なのですか？」などと、とんでもなく失礼な質問を私がしても、怒りだしたりはせず、「うーん……」と唸る人たちだった。

　そういう素敵な人たちに囲まれて、私は精神科医として育った。そのせいもあって、私はその疑問を追究しながらも、徐々に 1 つの正解を追究しなくなっていった。疑問を疑問のまま蓄えて考えつつ、臨床経験を積むことの方が、自分の臨床が豊かになる感じがし始めたからだった。答えが出てしまったら、出てしまったと自分が思ったら、自分の成長は終わるのではないか、という感じがするようになった。

　そして、私は元来、天邪鬼でへそ曲がりなので、既成の理論は学んで参考にはするが、各理論による治療を究めようとする行動は拒否し、理論ではなく現場の中で考え、現場の経験の中からヒントを得ようとするようになった。幸い、出会う患者さんたちは各々皆、個性的だった。だから、1 つの理論を多数の患者に適用するような治療も 1 つのやり方だとは思ったが、それよりも、患者各々の個性を活かした治療を目指すようになっていった。そのため、とにかく多くの患者を診て、現場での経験を自分の中に蓄積しようと努めてきた。患者の個性に着目すると、患者は各自の個性を活かした形で良くなって行った。1 つの原則に当てはめるより、100 人の患者は 100 通りの例外で治れば良いのではな

i

いかと考えるようにもなった。そして、「治す」ことそのものを目指すよりも、「その患者の個性がどんどん出てくる」ことを目指した方が、結果としての治療成績は良くなるように感じた。そんな中で、精神療法に1つの答えを求めることを拒否し、流浪の旅のようにして、これまで臨床をしてきたように思う。

その流浪をまとめてみると、本書のようなものになる、と言えば良いだろうか。「精神療法、心理療法って何なの？」「いろんな理論や流儀があるけど、どれがいいの？　じゃあ、それ以外は間違いなの？」「その1つを学んでいるけど、これで良いの？」などと感じている方は、特に是非読んでただきたい。私と一緒に流浪しましょう。

なお、提示する症例については、匿名性に配慮して改変をしている。

著　者

CONTENTS

まえがき　　i

第Ⅰ部　精神療法とは

日常臨床における広義精神療法 ……………………………………………… 2

支持的精神療法 ………………………………………………………………… 11

子どもの精神療法の基本 ……………………………………………………… 26
　　　──初回面接および支持的精神療法

人生を視座とする精神療法 …………………………………………………… 44

精神療法としての助言や指導：気分障害 …………………………………… 52

急性期の関わり①──そばにたたずむこと ………………………………… 62

急性期の関わり②──少し離れてたたずむこと …………………………… 71

統合失調症における治療合意へのプロセス ………………………………… 79

統合失調症治療における身体へのアプローチ ……………………………… 90
　　　──中井先生から学んだ私の作法

第Ⅱ部　思春期と発達障害

不登校の理解と対応 …………………………………………………………… 100

思春期心性とこだわり ………………………………………………………… 111

思春期の行動の問題と発達障害 ……………………………………………… 118

自分は発達障害ではないかと疑う人たちへ ………………………………… 129

広汎性発達障害への精神療法 ………………………………………………… 140

初老期の自閉スペクトラム症者 ……………………………………………… 155

第Ⅲ部　番外編

精神科外来における予診と診察の書記、陪席 ……………………………… 170

生活史健忘 ……………………………………………………………………… 181

脳から見た心理療法 …………………………………………………………… 186

青木省三の三編について ……………………………………………………… 198

窮すれば通ず──治療のゆきづまりを希望へ ……………………………… 205

あとがき　　215
初出一覧　　216

第Ⅰ部
精神療法とは

第I部　精神療法とは

日常臨床における広義精神療法

はじめに

　「日常臨床における精神療法」については、精神療法の諸家が大切なことのほぼ全てを既に述べつくしていると思われる。それゆえ、筆者のような者が、似たようなことを書いても価値はないし、かと言ってそれ以上のことを書く能力もない。従って、諸家があまり指摘しないと思われることを、述べてみたい。筆者の立場について述べれば、大学病院の精神科で働いており、外来では予約はあってもないようなものなので、1日に新患数人を含めて40人程度を診ざるを得ず、「予約なのにどうして2時間も待つのですか？」などと苦情を言われながら、何とか外来をこなしている。専門については、「お前の専門は、思春期青年期と精神療法だろ？」と言われるのだが、子どもから老人まで幅広く診ているつもりであるし、精神療法しかしない「精神療法家」にはなりたくないと思っている。

精神療法とは

　精神療法とは？　と尋ねられたら、どう定義するだろうか。諸家によって様々な定義があると思うが、筆者は単純に「心理的影響によって精神障害を治療する方法」と考えている。薬物療法でもなく、食事療法でもなく、運動療法でもなく、精神療法とは何か？　と考えたら、こういう定義になるのではないかと思われる。ただ、この定義では何のことかよく分かりにくいかも知れない。だ

が逆に言うと、心理的影響による治療であるなら「何でもあり」ということでもある。精神療法をもっと狭い概念で理解する諸家が多いが、筆者は幅広い概念で捉えるべきだと考えている。

　広く考えれば「何でもあり」なので、様々な発想が湧く。言葉を交わさなくても精神療法だろうし、治療者が患者の前に存在しているだけでも、心理的影響を及ぼせば精神療法だろう。自分が意図して行なっていることだけが、患者に影響を及ぼしていると思ってはならない。意図せずに非常に良い、または非常に悪い精神療法を行なっている、ということはよくある。精神療法を狭い概念で理解すると、意図しない影響を軽視しがちになってしまう。治療者が意図して行なっていることは患者にあまり役立っておらず、治療者が意図せず行なっていることや態度や雰囲気が患者に非常に良い、または悪い影響を及ぼしていることは少なくない。

広い意味での精神療法

　精神療法を広い意味で考えると、挨拶、表情、視線の向け方、話し方、身体的診察、雑談などなど、すべてが広い意味での精神療法だと考えられる。我々は常に、気がつかずに、良い（悪い）精神療法をしている。やせの著しい神経性無食欲症や、統合失調症の昏迷状態や、被虐待児などにおいては、丁寧な身体的治療が精神療法として機能し、病状を改善することは少なくない。

　例えば、他の用事で忙しくて、朝、病棟へ行って自分の患者に会うことが出来なかったとする。我々としては単に「忙しくて」であったとしても、患者は様々なことを考えるだろう。例えば、「先生が今日は来られない。何かあったのだろうか。カゼでもひいたのだろうか」ならまだ良い。だが、「私が昨日言ったことで先生は気分を害したに違いない。私はひどいことを言ってしまった。私はダメな患者だ」とか、「昨日、思ったことを言っただけなのに、それに腹を立てて来ないなんて、私の主治医はダメな医者だ」とか様々な反応があり得る。「忙しくて」だけだったはずなのに、夕方になってやっと患者の所へ会いに行ってみたら、患者の抑うつがひどくなっていたとか、強い不安状態になっていたとか、話もしてくれないくらいに怒っていた、などという事態があり得る。面接の中でどんなことを我々が言うか、などよりも、普段の接し方や雰囲

気の方が、よっぽど患者に大きな影響を与えることをよく知っておく必要がある。

外科治療で考える

　精神療法を考えるとき、精神療法を広義と狭義に分けて考えてみることが有用だと筆者は考えている。まずは別の分野の例として、外傷の外科治療を狭義と広義に分けて考えてみる。狭い意味での外科治療とは、手術だと言って良いであろう。では次に、広い意味での外科治療とは何かを考えてみる。すると、傷口の日々の消毒とか、清潔の保持とか、傷の保護とか、負荷をかけないとか、傷が治るように栄養を十分摂るとか、様々なことが含まれることが分かるだろう。手術の必要性について本人と家族に十分に説明して納得してもらうことも必要だろう。そして、手術後に必要なリハビリの程度と期間、おおまかな回復の見込み、治療後も予想される後遺症などについても説明すべきだろう。また、予想される後遺症をまだ受け入れることが出来ていないのなら、どんなことが心配なのかを尋ねて、予想される生活を分かる範囲で具体的に説明し、その生活をイメージしてもらい、分かる範囲で助言することも必要になるだろう。

　これらの広義の外科治療が十分に行われていて初めて、手術などの狭義の外科治療が奏効する。もし、消毒などの広義の外科治療なしに手術を行なったら、悲惨なことになるだろう。手術をしたのに、傷の清潔が保てなかったら、感染を起こして命に関わることにもなりかねない。そして、大半の怪我は、広義の外科治療だけで治り、手術までは要さない。このように考えると、外科治療においては、狭義よりも広義がまず大切であり、広義が十分に伴っている状況で初めて、狭義の奏効が期待できると言える。

　これを精神療法について当てはめてみる。すると次のようになる。「精神療法を要する精神疾患の大半は、広義の精神療法だけで治り、狭義の精神療法までは要さない。精神療法においては広義精神療法がまず大切であり、広義精神療法が十分伴っている状況で初めて、狭義精神療法の奏効が期待できる。広義精神療法が不十分な状況での狭義精神療法や、広義精神療法に十分に配慮が行き届いていない狭義精神療法は、危険な治療である」ということになる。筆者の主張はこれにほぼ相違ない。

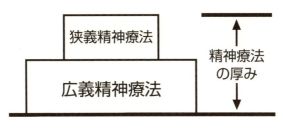

図1　精神療法の厚み

専門家

　精神療法に関する専門家を精神療法家と呼ぶが、そもそも、専門家とは何であろうか。筆者は、「素人的な発想や援助を十分した上で、専門的援助をそれに加える人」だと考えている。そして、「素人的な発想や援助をバカにして、専門的援助だけで解決しようとする人」を筆者は専門バカと呼んでいる。素人的および準専門家的援助を十分を行なった上で、それに専門家的援助を加えることで、幅と厚みのある援助を行うことが出来る。精神療法においても、広義精神療法を十分行なった上で、必要なら狭義精神療法を加えることで、幅と厚みのある精神療法が可能となる（図1）。実際の診療場面でも、まずは素人的な援助から考えることを筆者は大切にしている。症例を挙げる。

症　例

　23歳の男性が来院した。主訴は「会社に行けない。人に会いたくない。眠れない。食欲がない。自信がない。ボーっとして考えが止まり、何を考えていたか分からなくなる」であった。話を聞くと大学を卒業して入社2年目、会社の先輩と親しくなったのだが、先輩はプライドが高く、彼を見下して厳しく当たるので、だんだん顔を会わせるのが嫌になって、出社拒否となり、上司の指示で受診したのだと言う。もともと対人関係が不得手な青年なのかもしれないとも最初は思ったが、学生時代は運動部と居酒屋のバイトを長くしており、接客や人間関係は自分では得意だと思っていたのだと言う。

　「職場の他の人は優しくしてくれる。その先輩だけが偉そうに言って来る。

上司は、他の部署に替わっても良いと言ってくれる。別の部署に行けば楽になると思うが、それでは自分が負けているみたい。その先輩を悪者にして自己正当化しているようで嫌」なのだそうだ。診断書を書くので少し休んで、その間に部署替えを希望するよう勧めたが、「人の世話になったのは、めっちゃ悔しい。人に良くされるのがダメ。気を使ってもらうのがダメ」なのだと言う。遠方の実家の両親は、今回のことをご存知なのか尋ねると、「知らない。心配するから」と言い、知ってもらった方が良いと勧めると、「実家は昔から両親が仲悪いので言いにくい」のだそうだ。

　彼は、両親の仲が良くないこともあり、自分がしっかりしようとして頑張って来た。部活やバイトを頑張り、人間関係はむしろ自信がある方で、人は助けるが自分は助けてもらったことはなかった。その彼が会社に就職し、初めて苦手な人に出会い、出社拒否になった。しぶしぶ受診した病院で、さらに人の世話にならざるを得ない自分に対する悔しさも感じているようだった。筆者はそう理解したと彼に伝えた。その上で、両親に状況を知ってもらうことと、異動させてもらうことを勧めた。

　それでも彼は躊躇した。そこで、「あなたは人のことは助けてあげるでしょ。あなたの家族とか友人とかが、今のあなたのようなつらい状況に陥っていたら、援助を受け入れない今のあなたのやり方を勧めますか？」と問うた。彼は、はたと気づいたように「勧めません」と答え、それと共に少し肩の力が抜けたように見えた。「自分のことは自分だと思わず他人だと思って、どう助けてあげようかと考える方が、今のあなたには良いと思う。あなたが他人のことを考えてあげるように、自分に優しくなってあげて欲しい。人間関係を今まではうまくやって来たのだから、自分に合わないタイプの先輩に運悪く出会ってしまったんだと割り切って場所を切り替えた方が、今後が上手く行くように私には思える。私はあなたの人生が良い方向になっていくことを願う」と伝え、少量の薬としてスルピリド100mgとジアゼパム2mgを処方し、来週に再診するよう指示した。

　初診の翌々日、彼から電話があった。彼「職場が配慮してくれ、実家から通える所に転勤することになりました。薬はどうしたらよいですか？」。筆者「おとといに比べて調子はどうですか？」。彼「だいぶ楽になりました」。筆者「じゃあ、薬も効いたのかも知れないですね」。彼「いいえ、薬は昨日飲んだだけ

6

です。診察が終わって病院を出た時から楽になりました」。

　筆者が行なった介入は、結論としては短期休養と職場異動を勧めるという、医師でなくとも周囲の人が勧めるような素人的で常識的な、と言うか、精神療法的と言うよりもケースワーク的な助言だった。結局の落とし所としては「異動と短期休養」以外にはないだろうと考えたからである。だが、それを可能にする環境が彼には整っていなかった。それゆえ、休める環境を整えるために、家族からの援助という外的な環境調整と、異動を受け入れるための彼の内面の環境調整が必要で、そこに介入を行なったのだった。こんなものは環境調整であって精神療法ではないと考える諸家もいるだろうが、筆者はこれも精神療法だと考えている。

精神療法の範囲の広さ

　精神療法の諸家が精神療法について述べた文章を読むと、そのほとんどは主に狭義について述べたものである。確かにそれらの諸家も、○○精神療法の前提となることについて述べている人が多い。だが大半は「広義も必要だが、狭義について述べるのが○○精神療法専門家だ」と考えているように思われる。しかし、精神療法が奏効しない事例などを考えると、その多くは狭義の問題ではなく、広義の問題である場合が多いのではないだろうか。

　神田橋條治は、「入院患者に精神療法を行う医師へのオリエンテーション」と題する文章の中で、精神科医が患者に対して行なう事柄を3種に分類している。第1のグループは、薬物療法などの身体的治療である。第2のグループは意図的・計画的に患者に心理的影響を与える行為であり、広義の精神療法だとしている。そして第3のグループは、日常の挨拶、診察、問いかけ、許可や禁止の一部、その他、患者を取り巻く心理的環境のうちその医者に関連したすべてのことが含まれるとしている。つまり「この第3グループに属する行為の中のある特別な部分を精神科医が意図的計画的に行なうようにしたとき、これが広義の精神療法と呼ばれ、第2グループができた」としている。その上で、「精神科医が、臨床の場で患者に心理的影響を与えないでいることは不可能である。自分が与えている心理的影響の一部を、意図的・計画的に操作しうるならば、その部分を精神療法と呼んでいい」という形で精神療法を定義している。そし

日常臨床における広義精神療法　7

て、「もし、精神療法をしていると称している精神科医が、第2グループに属する自分の行為と患者の反応との関連に専ら心を配りあれこれ工夫していて、その実、患者の反応はまだ第2グループとして取り出されていない第3グループ因子と密接に関連しているとしたら、これはまったくマンガチックであり、そこから生じた結末は、もう滑稽を通り越して悲惨というべき事態になってしまうでしょう」と述べている。さらに、「大切なのは、つぎのことなのです。第2グループの影響よりも強力な因子が第3グループとして潜んでいるなら、第2グループに属する精神療法は、太陽の前の月と同じで、さしたる働きのないものとなってしまうということです。そして、わたくしが入院と精神療法との関連を取り上げるのは、第3グループに属する因子のなかで、ほとんど常に太陽のような力を発揮しているのが、入院という環境因子であることに気づいてきているからです」と述べ、治療者が精神療法として意図しない様々な心理的影響を患者は強く受け、特に入院環境には強く影響されることへの注意を喚起している。

　神田橋の主張はさすがの卓見であるが、ともすれば見過ごされやすい。特に第3グループは精神療法ではないとされるので、「自分が行なっているのは『精神療法』なのだから、第3グループは関係ない」と言って軽視されることが少なくないのではないだろうか。それならば、第3グループも第2グループに含めて広義精神療法と呼び、「広義精神療法の中には、意図せずに患者に悪い影響を与えているものも含まれる」というぐらいに考えた方が、患者への様々な心理的影響を常に治療者が視野に入れることが出来やすくなるのではないかと筆者は考える。例えば、入院という環境（第3グループ）は患者に心理的に強く影響するのであり、入院は意図を持って決められるのであるから、入院決定は立派な精神療法だと筆者は考える。「入院するかどうかは精神療法ではない」と考えると視野が非常に狭くなる。「この患者に今ここで、入院を提案するかどうかが、今後の経過に大きな心理的影響を与える」と考えるのなら、入院の提案は精神療法的介入である。入院予約をして入院当日に来院した時には症状がかなり軽減し始めていた、という事例は非常に多い。これなど多くの治療者が経験しているころだろう。「病棟は満床だけど、一応入院予約をしておきましょう」ということで入院予約をすることで、それが治療的に働き、結局入院せずに済む事例も多い。多くの治療者が行なっている介入だと思うが、筆者は

これを「入院予約療法」と呼んでいる。これも立派な精神療法である。神田橋は第3グループは精神療法ではないが非常に重要だと指摘し、筆者は、第3グループは非常に重要なので、広義精神療法に含めて考えたいと主張している。さして差異はなく基本的主張は同じである。

普通の精神科医による精神療法

　精神療法を学ぶのなら、精神療法家と言われる人に教えてもらうのも良いが、精神療法家ではない人にも学ぶべきだと筆者は考える。変なことを言うと思われるかもしれないが、精神療法が上手な人は、精神療法家でない人の中に以外と多い。例えば、研究としては、レセプターとか遺伝子とか、いわゆる生物学的な研究をしており、本人は「精神療法は私はしていません」とか謙遜されるが、実際の診療では、精神療法家を自称する者が恥ずかしくなるほど、巧みな精神療法をしている精神科医は稀ではない。その場合の精神療法は、狭義ではなくて広義である。それは「私は（狭義）精神療法はしていません」という意味である。精神療法家でないため、むしろ様々な理論や教えに縛られず、柔軟に考えられるからなのかも知れない。

おわりに

　精神療法を広義と狭義に分けたとすると、我々は狭義に目を奪われがちであるが、筆者は広義が狭義に優るとも劣らず大切なのではないかと考えている。そして、狭義に熟達するより、広義に熟達したいと思っている。

　神田橋の言う第3グループは、確かに把握や制御がしにくい領域ではあるが、第3グループのうちのごくわずかしか把握できない治療者は、患者に何が起きているか、何に影響されているかの把握ができないので、ろくな精神療法は出来ないのではないだろうか。第3グループのうちどれだけ多くを把握し制御できるかが、精神療法の能力として大切なのではないだろうか。精神療法家であろうと、普通の精神科医であろうと、精神療法が上手な人とは、この第3グループの因子の多くを把握している人で、それゆえ広義精神療法が上手で、結果として精神療法が上手である、ということなのではないだろうか。筆者にはそ

う思えてならない。

〔文献〕
　神田橋條治「入院患者に精神療法を行う医師へのオリエンテーション」『神田橋條治著作集　発想の航跡』269-288 頁、岩崎学術出版社、1988 年
　村上伸治『実戦　心理療法』日本評論社、2007 年

第I部　精神療法とは

支持的精神療法

はじめに

　支持的精神療法とは「患者の現在の生き方、気持ちや考え方などを変えることを目指すのではなく、傾聴、受容、共感やその上での説明、保証、助言、環境調整などを用いて、患者を心理的に支持しながら、患者との信頼関係に基づき、患者の自我機能を強化し、現実への再適応を促す治療」とされている。これはどんな精神療法を行なうにしても必要な精神療法的配慮であり精神療法の基本でもある。そういう意味で、各種専門的精神療法と並列して支持的精神療法があると理解するのは正しくない。

広義精神療法

　精神療法とは何か？　と考えると、「心理的影響による治療」と定義できるだろう。薬物療法でもなく、食事療法でもなく、精神療法は？　と考えたら、こういう定義になる。そのように広く定義すると、挨拶、表情、視線の向け方、話し方、身体的診察、雑談など、すべてが広い意味での精神療法だと考えられる。何もしていないつもりでも、心理的影響を及ぼせば精神療法となる。自分が意図して行なっていることだけが、患者に影響すると思ってはならない。意図せずに非常に良い、または非常に悪い精神療法を行なっている、ということを我々は日常的にしている。精神療法をかなり狭く定義することも可能だが、狭く定義すると意図しない影響を軽視しがちになる。狭義精神療法としては適

切かもしれないが広義精神療法がそれを台なしにしている、という事例は実は
かなり多い。

　神田橋條治は、「入院患者に精神療法を行う医師へのオリエンテーション」
と題する文章の中で、患者は精神療法よりも、治療者が精神療法として意図し
ない様々な心理的要因に強く影響を受けることを指摘している（前章を参照）。

　神田橋の主張はさすがの卓見であり、精神療法の基本と前提を見事に喝破し
ている。「狭義精神療法よりも広義精神療法の方が患者に与える影響ははるか
に大きく、狭義精神療法以上に広義精神療法が重要である」という基本を我々
は常に抑えておく必要がある。月が輝く現象は、太陽が沈んでいることが前提
である。狭義精神療法が奏効するためには、広義精神療法がうまくいっている
ことが前提である。ということは、狭義精神療法がうまく行くかどうかは、広
義精神療法が上手であるかどうで決まるのではないかと筆者は考えている。

支持とは

　支持は、支持的精神療法の基本であり、精神療法の基本でもある。だが、ど
うすることが支持になるのか適切に説明するの容易ではない。「傾聴」はまだ
行ないやすいにしても、「受容」となると何をどうすることが受容なのか分か
りにくい。相手の身になって考えてみるとしても、相手と全く同じ気持ちにな
ってしまったら、患者が二人に増えただけで解決にはならない。筆者は研修医
には、「自分の半分は患者の気持ちになって、残りの半分は冷静な目で見るよ
うに。つまり分身の術だ」と教えているが、確かに説明は難しい。患者の話に
対して、ただ「大変ですね」と返すだけでは、「分かってもらえない」と患者
が受け取る場合がある。どう返しても「分かってもらえた」と患者が感じず、
沈黙でしか受け止められなくなって初めて、「分かってもらえた」と患者が感
じる場合もある。

　患者がどんな状態、どんな境遇にあるにしても、患者がどのように苦労し、
苦しんでいるかを教えてもらい、苦しみながらも「死なずに生きている」「生
きようとしている」ことへの「労をねぎらう」姿勢がまずは基本であろう。そ
して、「そういう苦労や苦しさを理解した、またはしようとしている」ことを
患者に伝えられると良い。「自分を理解してくれている人がここにいる」と思

12

えるだけで、人は大きく支えられ、苦しい現実を生き、対処していくことが出来る。「他では言うわけにはいかないから」とか「こんな話、ここでしか言えないんですけど」と言いつつ通院し、徐々に元気さを取り戻していく例は多い。理解者として治療者が存在しているだけで、それを支えに良くなっていく患者を見ると、「患者は自分の力で立ち直ってきている。下手に積極的に介入しなくて良かった」と感じる。

　支持的精神療法については、「支持的精神療法というのは、患者が言うことをすべてその通りだと賛成し、患者の言いなりになることだ」と誤解している人がいる。支持とは、患者の中で支えが必要な部分を支えることである。出来ないことを「できない」と言い、してはならないこと「してはならない」と言うのもある意味で支持である。そう言われたことで、「分かってもらえた」「支えられた」と患者が感じることもある。自殺の危険がある患者の医療保護入院や保護室隔離も、患者の自己制御を支え、「死にたい気持ちもあるが、死にたくない気持ちもある」患者の生きたい気持ちの部分を支える支持の1つだと筆者は考える。

何を支持し、何を支持しないか

　筆者は、支持においては「どこをどう支持し、どこを支持しないか」に留意することが大切だと考えている。例えば、希死念慮を主訴に受診した患者がいたとすると、どこを支持するか、は幾つか考えられる。例えば、「死にたいほど苦しい気持ち」を理解し支持する、「死にたい気持ちを抱えながら、何とか生きようとしている気持ち」を支持する、「死ぬほど苦しいのだから、専門家の援助を得ようとして来院した賢明さ」を支持する、など色々ある。その辺に留意してないと、患者によっては「先生は死んでも良いと言ってくれた」などと理解してしまうこともある。

　ある男子高校生が不眠とイライラを主訴に来院した。だがよく話を聞くと、成績優秀である彼について、あるクラスメートが「あいつはカンニングしている」という噂を流したため、立腹してそのクラスメートの水筒に毒物を入れようとしたが果たせず、それから不眠となったと言う。つまり、本当の主訴は「憎しみと殺意」だった。この場合、どこをどう支えるのが良いだろうか。「殺し

たいほど憎い」気持ちを理解することで支える、「犯罪はすまいとする良心」を支持する、「人を殺したくない優しさ」を支持する、「殺意を抑えようとする意志の力」を支持する、などが考えられる。さすがに「殺害方法の相談に乗る」という支持は危ない方法だろう。どこを支持するか、実は色々な箇所がある。どこをどう支持するかでその後の治療展開は微妙に違って来る。

　「どこをどう支えるか」と言われても、少しイメージしにくいかも知れないが、まずは患者の話のどこに我々が注目しどんな言葉を返すか、を考えてみると良い。患者がこの2週間の生活が如何に苦しい毎日だったかを話したとする。それに対して、「大変でしたねえ」と労をねぎらう形で返すのも1つである。だが、苦しかった話ばかりであったとしても、その中に必ず本人なりの努力や工夫や気づきなどのプラスの側面がある。そこにも注目して光を当てたい。その話の部分では、大きく頷き、目を輝かせ、時には驚くなどの反応を示したい。そして、それを言葉で返したい。「嫌なことを言われてつらい気持ちになったけど、好きな音楽を聞くことで気持ちの切り替えが出来たんですね。すごいですね」などと。「誉める」形でも良いが、「すごいですね。どうやったら我慢できたのか、ちょっと教えてもらえませんか。他の患者さんにも教えてあげたいから」などと「教えを乞う」方が、良い変化をより強化する。舞台の脇から患者の話のどこにスポットライトを当てるか、とイメージすると良い。光を当てる箇所がなさそうな場合でも、「色々苦しい毎日ながらも、何とか頑張っているんですね」と要約することが出来たりする。「どこに注目するか」を軽視していると、「手首を切ったときだけ、先生は優しくしてくれる」「死にたいと言った時だけ、話をしっかり聞いてくれる」、と患者は思うかも知れない。気づかずに良くない行動パターンを支持して強化してしまっているのかも知れない。

症例1

　中学2年生の女の子が受診した。別に何の問題もなく真面目でおとなしい中学生をしていたが、ある日、妹とお風呂に入った後、自分の名前や家族の名前をはじめめ、何も分からなくなってしまい、地元の小児科からの紹介で遠方から受診となった。
　〈お母さん、お父さんは分かる？〉

「一緒にいるから多分、お父さん、お母さんなんだと思う」

〈学校は？〉「あんまり分からない。懐かしい感じはする」

〈担任の先生は？〉「見たら何となく覚えがあるような」

〈教室は分かる？〉「机まで先生が連れていってくれた」

〈学校の生活で困ること？〉「友達のことがよく分からない」

〈学校の勉強は？〉「それは普通に出来る」

　と、こんな感じだった。生活史健忘では、家族も記憶を思い出させようとし、本人も思い出そうとして苦しくなり、イライラや不穏、希死念慮などが強くなる例が少なくないが、幸いそういう二次的な症状は認めなかった。筆者は、詳しくは分からないが、生活史健忘がうまく機能していると考え、症状を支持し保存的な対応を治療方針とし、本人と家族に次のように話した。

　〈記憶を失ったのは、やはり精神的なものなのだろうと思います。ただ、その原因は今のところは分かりません。そして、原因を探そうとしないことが大切です。だから、家族としては思い出させようとは決してしないで下さい。あなたも、思い出そうとすることはしないでね。ただ、生活の上で知らないと困ることは結構あると思います。ですから、家族が分かることは本人に教えてあげて下さい。最初は分からなくて困ることがいっぱいあるかも知れないけれど、1つずつ家族の人に教えてもらえばよろしい。教えてもらえば、思い出せなくても毎日の生活は出来ると思います。ただ、心配なのは、学校では「私のこと、覚えている？」とか尋ねる子がいるだろうから、その辺は、担任の先生にお願いしましょう。どんな学校？　フムフム、とっても小さな学校なのね。だったら、担任の先生から、みんなに話してもらいましょう。「多くの事を忘れてしまっているから、1つずつ教えてあげてね。思い出させようとはしないでね」とね。あなたは、少しずつ教えてもらえば良い。そうすれば、前から覚えていたのと同じように生活することができるから大丈夫。生活さえ出来るようになれば、思い出したのか、教えてもらって覚えたのかは区別する必要はありません。そうだな、転校生のような感じで過ごしてもらい、慣れて行きましょう〉

　初め、キョトンとした表情をしていたが、徐々に本人の表情が和らいだ。「思い出さそうとしなくて良い。教えてもらえば良い」との説明に安心したようだ

った。どのように対応すれば良いか分かったことで両親もだいぶ安心したように見えた。薬の処方もせず、2週間後の再来とした。2週間後の受診では、母親によると「学校に全部話して、先週から登校するようになったんですけど、学校でつらかったことを思い出したみたいで、今日までの3日間は学校を休みました」とのことだった。

〈家での生活はだいぶん覚えた？〉「だいたい」

〈家の中で困ること？〉「家では困ることはないです」

〈近所の道とかは？〉「あまりよくわからない」

〈クラスで色々と尋ねられたりした？〉「それはなかった」

〈分からないことが多くて困ることも多いと思うけど、何とか頑張っているんだね〉「はい」

この3日間、学校を休んだとのことだったが、ニコニコとして表情は良かった。次は3週間後に来てもらうことにした。3週間後に来た時は、元気そうだった。

〈どう？〉「元気です。学校は遅刻して行ったりしています」

〈行きにくい時は？〉「嫌なことがあった時、その翌日とか。ちょっとした友達関係とか。忘れてしまっていることで困ることはそうはないです。ピアノも1時間くらい弾いたりしてます」

次は4週間後に来てもらった。こんな風に、掘り起こすような面接はあえてせず、彼女を「転校生」として支持し、「1つ1つ教えてもらうこと」を応援した。2ヵ月後に来院したとき、それまでは母親と2人で診察室に入っていた彼女が、1人で入って来た。

「忘れたきっかけを1週間くらい前に思い出した」

〈聞いてもいい？〉「学校でも色々あったんだけど、その日に妹に『おねえちゃん、○○○○！』って言われた。それで死にたいなーって思った」

〈ケンカしたの？〉「分かんない」

〈言われた場面を思い出したの？〉「はい」

〈それで調子はどう？〉「色々考えたら、夜、眠れなくなった」

〈妹さんとは？〉「話を合わせるくらい」

〈今後心配なことは？〉「色々考えたら、自分が分からなくなって来た」

〈お母さんには？〉「言ってない」

〈お母さんに知ってもらった方がいいかな？〉

「ウウン、びっくりすると思うから」

〈それもそうだね。なるほど、そんなしんどいことがあったんだね〉「うん」

〈分かりました。僕は知っておきます〉「はい」

　生活上は特に困らなくなって来た頃に、発症のきっかけになった事柄が出て来た。だが、本人は、それをどうにかして欲しいというより、まずそれを私に知っておいて欲しくて話したようだった。私はそれを尊重し、まずはしっかり受け止め、掘り下げることはしなかった。その後は1〜2ヵ月ごとの通院となったが、「思い出してちょっとしんどくなることはある」という程度で、記憶のないところもまだあるのかも知れないが、生活上は別に困らなくなっているので、初診から1年で治療終結とした。

　生活史健忘では、「思い出そうとする」路線だと希死念慮など病状悪化する例が多いが、「思い出さず、教えてもらう」路線の方が無理のない経過を辿る例が多い。「教えてもらう」という作業がうまく行くと、「思い出す」という作業が不要になるからと考えられる。支持的精神療法としては、「思い出す」を支持すると大変なことになるが、「教えてもらう」を支持するところに意味がある。これも、「どこを支持し、どこを支持しないか」という視点が重要であることを示す事例と言える。

　本例に関してもう1つ付け加えるならば、妹との入浴後に生活史健忘が発生しているのであるから、本人と妹の関係が心因として最も疑われることは、最初から感じていた。しかしだからこそ、あえて妹との関係については尋ねず、学校のことに話題を振り、まるで筆者が学校の人間関係を原因だと思っているかのように話題を展開し、そうすることで、すぐに心因が暴かれることを防ぎ、心因を保護し、生活史健忘という症状を支持した。あの時にいきなり妹との関係を扱っていたら、解離や自殺企図など、厄介な経過を医原性に作っていた可能性がある。今は扱うべきでない事柄には触れない、つつかない、気づかない、というのも支持の形の1つである。

症例2

　28歳の女性がイライラを主訴に来院した。3ヵ月くらい前から、イライラを

支持的精神療法　17

抑えることが出来ず、自分の腕に爪を立てたり、同棲している彼氏に当たり散らしたりしてしまい、死にたくなったりするという。思い当たる原因について尋ねると、完成した電気部品の製品検査の仕事をして来たが、人手不足で仕事がきつくなり、体調を崩すと共にイライラし始め、3ヵ月前に退職した。すぐには次の仕事も出来そうになく、さらにイライラすようになった。ちょうどその頃に、仲が悪い母親が心臓病で入院したため、付き添いをしたりもした。5年ほど前にしたことのあるリストカットや大量服薬をまたしてしまいそうになり来院したのだった。

　「母と電話で話すこともあるけれど、母はガーガー言う。母から見たら怠けていると見えるみたい。怠け者なのかと思って辛かった（流涙）。私が早く元気になって働いて、彼に迷惑をかけないようにしようと思って」

　〈イライラするのはどんな時？〉「彼と住んでいて、洗濯物がいっぱいあって、少し手伝って欲しくも、彼に養ってもらっているから言えなくて、イライラして物を投げたりしてしまう。でもイライラして衝動的なことをすると、後で落ち込むんです」

　〈なるほど、今の自分なりに出来る限り頑張ってはいるんだけど、お母さんも認めてくれないし、それでどこまでも無理をして苦しくなるんですね〉　はい。

　〈今日は彼氏さんは？〉「待合室に来ています」

　〈一緒に診察室に入ってもらってもいいですか？〉「はい」

　（彼が入室）（中略）

　〈本人は自分は怠け者なのだろうかと思ってまたイライラするらしいのです。彼氏さんから見てどうですか？　怠け者っていう感じなのでしょうか？〉

　「いいえ、よく頑張ってくれています」

　〈そうですよね。わかりました。あなたはよく頑張っているんだそうですよ。あなたはよく頑張っているのだから、十分頑張っていると言ってくれる人が必要です。彼氏さんはよくわかっておられます。では彼氏さん、済みませんが、「よくやってくれているよ」ってこの場で本人に言って頂けませんか？〉

　「わかりました。よくやってくれているよ（本人流涙）……」

　本例では、筆者が労をねぎらうだけでは不十分だと考え、彼氏に登場してもらった。支持的精神療法においては、治療者1人が支持することよりも、患者とその周囲全体を見渡して、支持して然るべき人、支持してくれそうな人、本

人が支持されるような局面を探し、時にはそれを作ることが大切である。患者が持っている「資源」をうまく利用すると、治療者による支持が何倍にも使える。さらに言えば、周囲の人や状況を考慮しない支持は、周囲の者の反発や嫉妬などを買い、治療的なものとなりにくいので、注意が必要である。

基礎の重要さ

　野球を例にとって精神療法を考えてみよう。野球に限らずスポーツは、基本練習が重要である。野球ならば、キャッチボールや素振り、さらに基礎的なものとしてランニングや筋トレなども大切だろう。基本練習をバカにして、高度な練習ばかりしていても結果は出ないだろう。天才打者も、みな基本練習の鬼だと言われている。特殊で高度な技術も、基礎練習が十分出来ていてこそ有効に使える。打率が上がらないのは、特殊な打法の問題よりも基礎練習の不足なのかも知れないのだ。精神療法も同じではないだろうか。専門的精神療法の有能な治療者は、支持などの精神療法の基本を十分行なった上で、ダメ押しのように専門的技法を加えることで、治療効果を上げているのではないだろうか。

　我々は仕事として毎日、患者の話を聞いているが、患者の話を聞きながら頷いたり、相づちを打ったりするのも、実は細かく練習するべきことではないか。例えば、頷くタイミングにしても、もう0.5秒早く頷くようにしてみたとする。すると、患者は急き立てられていると感じかも知れないし、「もう分かったから早く話し終われ」と言われているように感じる患者もいるだろう。話を聞く態度など、細かいことについても、自己を点検してみるべきだろう。支持や精神療法の基本がこのような練習をすれば上達するというものではないかも知れないが、我々の接し方を患者がどう感じているかなどを含め、広義精神療法的な視点はやはり軽視されていると思う。

変化させる？

　精神療法は治療であるから何らかの変化が期待される。専門的な精神療法の多くは明確な変化を指向するが、支持的精神療法は変化を特に指向するわけではないので、劣った精神療法のように言われることがある。だが、「あなたの

ここが問題でここを変えれば治ります」という介入は、それが受け入れられれば確かに良いだろうが、治療の場に現われる患者はそれを受け止めるゆとりを失っていることが少なくない。「あなたはこう変わる必要がある」と言われると、「自分を否定された」「分かってもらえなかった」と受け止める患者は少なくない。そして、「変われ！」と言われると人は余計に固執しやすい。逆に、「あなたは十分頑張っている」「あなたは精一杯やって来た」「あなたはあなたのままで良い」と言ってもらえたことで初めて肩の荷が降り、自ら変わり始める例は少なくない。変化を求めず、うまく支持が行なわれることで、良い変化が起こる患者は少なくない。これは、「変化を強要される苦しさを理解し、変化を強いられることを免荷することで、逆に変化が起こる」という逆説的介入とも言える。支持的精神療法は変化を指向するわけではないが、変化自体を否定しているわけではない。治療としては何らかの変化が必要だが、まずは支持がなくては、変化も期待できない。そういう意味で、他のほとんどすべての専門的精神療法も変化を作る基礎として、まずは支持を必要としている。そして、支持的精神療法とは、「早急な変化を求めないことで、逆に変化を促す精神療法」だと言うことも出来る。

　「北風と太陽」という有名なイソップ童話がある。北風と太陽が力比べとして、旅人のコートを脱がせることを競った。北風がいくら強く吹いても、旅人はコートを強く握り、コートが吹き飛ばされることはなかったが、太陽が強く照ると、暑くなった旅人はすぐにコートを脱いでしまった、という話である。人を変化させる際の基本姿勢として、北風の方法と太陽の方法の2つがあるが、支持的精神療法の立場は、この太陽の立場に近い。逆に、変化の必要性を強調する専門的精神療法は、時として北風のような治療になることがあるので注意が必要である。北風的な治療が必要な場合もあるとは思うが、無理な力をかける治療には危なさが伴うことをよく分かっておくべきである。

支持的精神療法の副作用

　すべての治療には副作用がある。精神療法にも副作用があり、支持的精神療法も例外ではない。ただ、どんな精神療法も支持を行なうので、以下に述べる副作用は支持的精神療法に限ったものではなく、すべての精神療法に共通した

ものであろう。副作用の例としてはまず、支え処を見極めないまま中途半端な支持を続けた結果、病気を続けることを支持した形になってしまう場合がある。症状の遷延化や、問題の悪循環を支えてしまう場合もある。本人の非現実的な幻想を支え続けてしまった結果、境界例を作り上げてしまう場合もある。時には、支えることで実は患者を治療者が支配するような関係が延々と続いてしまい、その人の人生をダメにしてしまう場合もある。しばしば患者は藁にもすがる思いで治療者に頼ろうとするが、治療者の支持が期待通りで、患者の期待と治療者の支持ががっぷり四つに組んだ形となると、むしろ副作用が出やすい。患者の期待と少しずれた支持の方が、長期的には治療的な支持になることが少なくない。患者に接近する強い支持ほど少しずれる必要がある。筆者は距離とズレとの関係を、天気図の低気圧でイメージしている。低気圧の中心部へ引き寄せられる大気は、地球の自転の影響により北半球では低気圧中心部より右へ風向を変えられる。中心に近づくほど少しずつ横にそれるため、渦を巻く形になる。中心に近づくほど、中心からズレるのが良い。治療的な支持とは、支え処とずらし処を適切に捉えて行なわれる支持である。「あの先生はいい先生なんだけど、細かいところではちょっとズレてる。でもまあいいや、そこまで求めても仕方ないな。細かいところは自分で何とかしよう」と患者に思ってもらえるのが理想である。これは、患者の自立を促すという精神療法上の重要な意味もある。青木省三は、「精神療法とは、時間をかけて徐々に患者が治療者に失望して行く過程である」と述べている。

　また、支持は支持を意識した時にだけ行なわれるものではない。支持的精神療法など全くしていないつもりの治療者も、自分でそうしていると気づかずに、非常に治療的な支持をしていたり、逆に非治療的な支持をしていることも少なくない。だからこそ、「どこをどう支えるか」「どこを支え、どこを支えないか」「その結果どうなりそうか」という視点が是非とも必要になる。我々は「自分の治療が今、どこをどう支えているか、それがどう作用しているか」を常に把握していなければならない。

応用としての「ずらし」

　支持的精神療法は地味な精神療法であるが、どこをどう支持するか、を微妙

に変えることにより、かなり積極的な精神療法として応用することも可能である。例えば、人格交代を訴える高校生が、面接中に人格交代が起きそうになったとすると、「高校生って、勉強とか大変でしょ？」と支持する。「大変ですね」と言われると人間誰でも思わず「ハイ」と言ってしまう。「ハイ」と言った途端、患者は高校生に戻っている。別の例では、抑うつ症状で受診したサラリーマンを、始めは「苦しい状況でも死なずに生きている」として支持し、徐々に「きつい嫁に嫌味を言われつつも、家族のために頑張って働いている日本のお父さん」として支持し、そして「ダメ上司を支えて助け、実質的に営業所を仕切っている陰の支店長」として支える、というように、支え処としての支点というか力点を「ずらし」ていくことで展開が得られる事例は少なくない。人は誰でも支持されたいので、支持してもらえる方向へ動いて行くからである。

応用その２

　支持的精神療法はもっと積極的な応用も可能である。

　急性精神病状態のため思考滅裂が強く、話し掛けても疎通がほとんど取れず、視線すらはっきりは合わない女性患者がいた。ひとりで病室の壁と会話をし、怒ったり泣いたり歌ったり踊ったり叫んだり怯えたりして休む間がない状態だった。ある日、いつものように私が保護室の中で患者の傍らにたたずんで過ごしていたところ、壁と会話をしてた彼女が、今度は壁に向かって「やめて！やめて！」と泣き叫び出した。これはいつものことなので、私は驚きもせず、同じ様に傍らにたたずんでいた。だが、ふと思い付き、意を決した私は彼女と並んで壁に向かって立った。そして壁に向かって大きな声で私は言った、「やめろ！　この人は僕の患者だ。この人をいじめることは僕が許さない。どこの誰だが知らないが、出て来ないでくれ。文句があるなら、正々堂々と僕に言いたまえ！　この人がこんなに苦しんでいるのが分からないのか！」。彼女はびっくりして私の方を向き、私と視線が合った。視線があった私が嬉しくなって微笑むと、彼女もニコッと微笑んだ。これをきっかけに、彼女と徐々に疎通が取れるようになっていた。

　これは、「患者への支持を明確に表明し、患者を苦しめる者とは対立も辞さない」という支持的精神療法である。ただし、患者を支持するつもりであって

も、患者の周囲の人間、特に患者の家族と対立するような介入は、結局は治療的に大きなマイナスとなることが多いので、原則として行なうべきではない。

応用その3

　支持的精神療法はさらにもっと過激な応用も可能である。例えば、「患者への支持を明確に表明し、患者を苦しめる者とは対立も辞さない」という支持的精神療法は人格交代例に対しても応用できる。患者との面接中に現われた別人格に対して、筆者は次のように話しかけることがある。

　私は川崎医大の村上と申します。あなたは誰ですか。下の名前だけでなく名字も教えて下さい。住所、氏名、年齢、職業を教えて下さい。お勤めなら勤務先の住所と電話番号も教えて下さい。そして、ご出身はどちらですか？　あなたはいつどこで生まれたのですか？　どこで産声を上げたのですか？　産院ですか？　自宅ですか？　そして、あなたは誰から生まれたのですか？　両親は誰ですか？　親がいないんですか？　それは不思議です。この世の生きとし生けるものはみな、命の連鎖の中でこの世に生を受け、赤ん坊としてこの世に生まれます。ある瞬間に突如、大人として生まれるということは決してありません。様々な事情があって、親の名前を知らないということはあるかも知れません。でも、あなたが人間であるなら、いや、生物であるなら、命ある存在であるなら、親がいるはずです。そして、今あなたはB子だと名乗りましたが、あなたは何時からB子なのですか？　あなたはその名前を何時から名乗るようになったのですか？　名付けの親は誰ですか？　名付けの親が自分であるということはあり得ません。途中で改名したのなら、そういうこともあるかもしれませんが、それなら元の名前があるはずです。そしてあなたはどこでどんな子どもとして育ったのですか？　誰に育ててもらったのですか？　通った小学校名は？　中学校名は？　担任だった先生の名前は？　部活は何をしていましたか？

　Aさんは私の患者ですから、私はAさんを応援します。でも、あなたが別人を名乗るのなら私の患者ではありません。私は医師です。自分の患者を応援します。そして、自分の患者を苦しめる人にはきついことも言わせてもらいます。でももし、あなたがAさんの一部であると言うなら、Aさんとして登場して下さい。Aさんは私の患者ですから、私はあなたの話を聴きます。Aさんとして

支持的精神療法　23

登場して、こんな気持ちもあるという形で話をされるのなら、私はあなたの話を聞きます。でも、別人を名乗るのなら、別人として扱います。健康保険証を取得して自分の氏名で外来受付をして下さい。健康保険証がないなら自費診療になるので、診察料はかなり高くなりますのでご了承願います。でもあなたが別人を名乗らず、Ａさんとして登場し、実は自分でも認めたくないけど、こんな気持ちもあるんです、こんなことも考えるんです、と言われるなら、私は真剣にあなたの話を聴きます。

　改めて質問します。あなたは人間ですか？　実在の人間なら、先の質問に答えて下さい。あなたを人間として扱います。そして、Ａさんとして登場して頂ければ、あなたの話を聴かせてもらいます。あなたがＡさんの一部ならば是非、Ａさんとして登場して、こんな気持ちもあるという形で話して頂けませんか？　でも、Ａさんの一部でないとしたら、あなたは一体誰ですか？　この世の人間ですか？　あの世の人間ですか？　あの世の人間ならあなたは幽霊？　違う？　じゃあキツネ憑きですか？　どこのお稲荷さんのキツネですか？　ひょっとしてあなたはて宇宙人？　やっぱり人間だと言うなら、身分証明書を見せて下さい。運転免許証でも良いですし、住民票でも戸籍抄本でも結構です。

　筆者がこのように話しだすと、話し終えるよりも前に、皆、主人格に戻ってしまう。強引に「人格統合」を図る方法なのかも知れないが、相当に乱暴な介入であり、もはや支持的精神療法とは言えないかも知れない。強い副作用が起こる可能性もあるので、良い子の皆さんは決して真似せぬようにして頂きたい。

　ただ、ある症例では上記のような介入の後から、副人格が現れた時に「それがＡさんの気持ちでもあるわけですね」と筆者が言うと否定しなくなった。そこで、主人格の気持ちを述べてくれたことに筆者がお礼を述べ、主人格の気持ちを代弁する副人格の気持ちをねぎらった。そして、主人格に戻った患者に副人格の変化を伝えたりするなかで、これまで副人格が述べていたことを主人格が「こんな気持ちもある」として述べてくれるようになり、副人格の出番がなくなっていった例を筆者は実際に経験している。副人格の登場は支持しないが、副人格が登場せざるを得ない副人格の気持ちを支持し、それを主人格の気持ちとして支持することで、副人格の登場が不要になったと理解することができる。

　これは極端な例だが、支持の基本を押さえた上でならこのように支持的精神療法は様々な応用が可能である。

おわりに

　支持的精神療法は精神療法の基本であり、他の専門的な精神療法と対立するものではない。専門的な精神療法を指向しているならば、むしろ支持的精神療法を十分活用できるようになることで、専門的精神療法がうまくいくようになるだろう。専門的な精神療法を特に指向しないなら、大半の事例は支持的精神療法とその応用で対応できるだろう。それで対応困難な事例は、他の専門的精神療法においても対応困難とされる事例である。安心して、支持的精神療法を十分に身につけて頂きたい。そしてその上で、やや専門的な精神療法も学んでゆくのが良いのではないだろうか。

〔文献〕
　神田橋條治「入院患者に精神療法を行う医師へのオリエンテーション」
『神田橋條治著作集 発想の航跡』269-288 頁、岩崎学術出版社、1988 年
　村上伸治『実戦 心理療法』日本評論社、2007 年

第I部　精神療法とは

子どもの精神療法の基本
——初回面接および支持的精神療法

はじめに

　精神療法を「心理的な影響による治療」と定義すると、挨拶、表情、話し方から身体診察に至るまで、治療者が精神療法だと思っていることだけでなく、患者に心理的な影響を及ぼすものはすべてが精神療法となる。そして、特に子どもは治療者が意図しない非言語的な精神療法の影響を、「精神療法」に勝るとも劣らず強く受けることを、まず理解しておく必要がある。

出会い

　子どもの精神療法においては、初回面接は特に重要である。初回面接で語られたことや治療者の理解や関わり、そして子どもや家族が初回面接で感じた印象が、その後の経過を決めることは少なくない。初回面接については小倉による優れた総説がある。例えば初回面接の始まりも、小倉が指摘するように、初回面接を待合室で始めざるを得なかったり、場合によっては車から降りない子どもに会うために、駐車場に出向かざるを得ないこともあるなど、様々な状況に柔軟に対応することが求められる。
　診察室のドアを開け、待合室に向かってどのように呼びかけ、どのように診察室に招き入れるかから精神療法は始まっている。そして、まずは待合室に向かって名前を呼んだときの本人と家族の反応、お互いに目くばせなどして誰から席を立つか、誰から順に歩いて来て診察室に入るかなど、その一部始終を観

察するだけで、相当に多くの情報が得られる。

　入室したら、席を勧め、丁寧に挨拶と自己紹介をする。「だいぶお待たせしましたねえ」「今日ここに来るのは大変でしたか」などの声かけから入るのが無難であろう。そして、筆者は学童なら「今日はお母さんに何て言われてここに来たの？」、思春期なら「今日、ここへは自分でも相談をしようと思っての来たのかな？　それとも無理矢理連れて来られたのかな？」など、受診の意志について尋ねるようにしている。思春期患者で「しぶしぶ来た」のであれば、それが分かっただけでも、こちらとしては状況が分かるし、思ったことは話して良いことが患者に伝わるだけでも、大きな意味がある。そして、しぶしぶであることを本人が表明し、その気持ちを治療者が受け止めたらそれはもう十分に精神療法である。「じゃあ、無理矢理ここに連れて来られずに済むようになれば良いわけだね？　それなら喜んで相談に乗るよ」という形で治療を始めることができたりもする。

主　訴

　子どもが精神科を受診する場合、「主訴」があるのは本人ではなく、親であることの方がはるかに多い。受診の意図を知らされずに連れて来られた子どもの場合でも、「お母さんは、○○が心配で今日ここに君を連れて来たんだけど、君としてはどうだろうか。困ることがあるだろうか」と尋ねてみたい。すると小学生でも「自分としても○○だと思う」と述べてくれる例もある。子ども本人が困っていることを話してくれると良いのだが、これがなかなか簡単ではない。精神療法において「主訴を明確にする」ことは重要だが、「主訴が明確になって初めて精神療法が始まる」というものではない。子どもに対する精神療法では、むしろ「主訴を明確にしてゆく過程が精神療法として重要」という例が少なくない。そして、困っていることをはっきり言葉にできるようになれば、問題は半分以上片付いている、という例もある。「何か分からないけど、とにかく苦しい」というのに比べ、「○○が苦しい」という形で、何らかのラベルというかレッテルを貼ることで言葉で表現でき、それを扱えるようになるだけで、苦しさの度合はかなり違ってくる。言葉にすることで、困ったことを異物として対象化して扱うことができ、自分自身から距離を持って扱うことができ

子どもの精神療法の基本　27

るようになる。

話してもらう

　患者が自分の気持ちや考えを言葉で表現できるようになるには、かなりの時間を要することも多い。まずはどんな話題でも良いから、「自分が思っていることを話すことができて、分かってもらえたようで、少し気持ちがすっきりした」という体験をしてもらえることを目指したい。治療者はついつい、症状や問題の核心となることを探るような面接にしてしまいがちである。だが、そういう面接は、本人に話す準備が十分にできていない場合、本人にとって苦しい面接になってしまう可能性がある。話したくないことは話さなくて良いことははじめに伝えておきたい。その上で、主訴について本人が話してくれるならばそれを聴いた上で、主訴についてうまく話せないようであるなら、主訴とは違う事柄や生活上の事柄などについて、本人が無理なく話せる事柄を探して、話してもらうようにしたい。先に述べた、しぶしぶの受診の例なら、症状や問題については話す気がなくても、受診の不本意さについては、多くの患者が話してくれる。自分が感じたことや考えたことなら、症状や問題と直接関係ないような事柄でも話すことができて、理解してもらえたと患者が感じることが重要である。

訂正してもらう

　「困っていることを言葉にする」ことがすぐには難しい子どもに対しては、「〇〇だろうか？」「△△かな？」など、助けになる言葉を補ってみるのも１つである。だが、その場合、最も当たっていそうなことをこちらから言葉にするのは、むしろ避けるべきであろう。「〇〇なのかな？」「その通りです」となってしまうと、自分で言葉を探して表現することを援助することにならなくなってしまうからである。それゆえ敢えて、明らかに違うと思われることを、「もしかして、〇〇なんだろうか？」と問う方が良い場合が多い。すると本人が、「そうじゃなくて、△△みたいな感じ」などと自分の言葉で表現してくれることが少なくない。人は誰でも「ご意見をどうぞ」と言われると言いにくいが、「〇

28

○なんですね？」と言われると、「違います。△△です」と言いやすい。これは言わば、クローズド・クエスチョンの形をした、オープン・クエスチョンである。異議を唱えても構わないことを知ってもらうためにもこれは有用である。本人よりも親が話してしまう場合にも、「今のお母さんの話はその通りなの？少しでも違っているところあったら言ってね」と本人に確認し、訂正する権利と機会を与えたい。

確かなコミュニケーション

　子ども本人が話してくれたら、それをきっちりと治療者が受け止めてくれたと患者が感じられることが大切である。「なるほど、そうなんだね」などと返すもの1つだが、いかにも受け止めてもらえたと思ってもらえるような受け止め方も工夫したい。1つは、患者が述べたことを簡単に要約してこちらが述べることである。そして、違っていたり、少しズレているようなら、上述のように訂正してもらうように促せば、さらに自分の思いを正確に伝えようとするやり取りが広がる。また、視覚的に紙やホワイトボードなどに書いてみて、訂正を求めるのも1つである。特に発達障害の傾向のある子どもは、自分の言葉が視覚的にフィードバックされることで、自分の言いたいことが自分にもはっきりする効果が現われやすい。このようなフィードバックは、互いの理解のズレを修正できたり、思いを言葉にすることを援助するだけでなく、本人が別のことに気づいたり、本人の認知や思考の特徴が浮き出るなど、様々な利点がある。

言葉を求めない

　「困っていることを言葉にする」ことは大切だが、それが無理な子どももいるし、それを求めることが治療的でない場合もある。少しずつ言葉にできそうであれば、それを援助すべきだが、それが無理であれば、言葉以外の治療的アプローチも必要となる。

　場面緘黙で受診した小学2年生女児。初診時は発語がなく緊張が強かったため、「言葉を求めない」方針とし、心理士に非言語的心理療法が依頼された。初回面接で心理士は、紙に「①お絵かき、②折り紙、③その他」と書いたもの

を見せて順に読み上げ、本人が小さくうなずいた折り紙でアプローチすることにした。心理士は鶴しか折れなかったので、鶴を折りはじめると、遅れて女児も折り始めた。そして、鶴でなく「鳥」を器用に折り、「上手だね」と声をかけると嬉しそうににっこりと笑った。2回目のセッションでは、2人で折り紙の本を見て折り紙をした。もたもたしている心理士に気づいてペースを落としてくれたり、心理士の手から折り紙を取り、難しい部分を手伝ってくれたりした。3回目のセッションからは、いろいろな折り紙で一緒に動物園という1つの作品を作る目的ができた。セッションを重ねるに従い、何かをしながらなら簡単な会話ができるようになった。関わり方は折り紙から次第に描画へと移り、遊びの中での表現が活発になって行った。セッションではケラケラと声を出して笑うようにもなり、後には交換日記で人間関係の悩みを相談するようにもなっていった。

内面か、現実か

　精神療法というと、主訴で始まって話題は次第に内面の「深い」話になってゆくものだと思われやすい。そういう場合もあり、それが良い事例もある。だが、子どもの場合はそうでない例の方が筆者の臨床でははるかに多い。子どもの臨床においては、内省や洞察を求める精神療法によって混乱したり、不安定になる例がかなりある。それよりも、「現実の生活で何か困っていることはないか」を尋ねることが有用なことが少なくない。

　ある女子高校生。主訴はリストカットと希死念慮だった。だがその話を聞いていても、今ひとつ現実感が伝わって来なかった。思い切って筆者は尋ねた。「何か現実生活で困っていることはない？」と。すると彼女は、「今の高校は自分が希望したところだが、進路を変えたいと思うようになり、それが親に言えずに困っている」と教えてくれた。以後は、この進路の話題を話し合って行く中で、主訴は次第に落ち着いていった。

　他にも、主訴は大量服薬と希死念慮だが、実は同級生から脅されてお金を取られるのが続いていることに苦しんでいたなど、現実的な問題に悩んでいた例は少なくない。そして多くの患者が「今まで、周りの大人にそういうことを尋ねられなかったから、言わなかった」と教えてくれる。

現実に困っていることが分かったら、それに対する対策を考えていく。一緒に対策を練るという雰囲気で行うと良い。これも、あれやこれやと対策を練る過程と、その中で本人が決断する過程を大切にしたい。そういう現実問題への対策を協議しているうちに、「主訴」はだんだんなくなっていったりする。

３つのお願い

　子どもの心理面接においては、レオ・カナーが考案したとされる「３つのお願い」がよく知られており、筆者は子どもに対してだけでなく、青年やお年寄りに対してもよく用いている。「今ここに魔法使いが来たとします。あなたの願いごとを３つ叶えてくれます。何をお願いしますか？」というものである。主訴とは違う意外なお願いが出て来たりして、本人の内面を知るのに有用なだけでなく、治療のヒントが得られることもある。

　自傷と自殺企図で受診した女子中学生。３つのお願いを尋ねたところ、①死にたい、②生まれ変わりたい、③転校したい、であった。

　筆者：お母さん、３つのうち、どれなら応援できますか？

　母親：転校です。

　筆者：じゃあ、転校の方向で考えてみる？

　本人：うん。

　母親：分かりました。

　２回目の診察は、当日に母親からの「元気になってきたので様子を見ます」との電話でキャンセルとなり、結果的に初回面接だけで治療終結となった。これは、先に述べた「困っていることがちゃんと話せたら、問題は半分以上片付いている」例だとも言える。

　なお、本例においては、「転校が解決で、解決を引き出すことができた」と考えたら間違いである。本例には後日談があり、結局は転校には至らずに本人は元気になった。そして、「実際には転校に至らない可能性が高い」と筆者も思っていた。重要なのは、解決としての転校ではなく、これまでは「死にたい」vs「死んではいけない」という母子対立があったのが、転校という切り口によって、母子が協力して頑張る方向になったことが治療上重要だったのである。

子どもの精神療法の基本

その子の魅力を引き出す

　初回面接では、診断のためには本人の病理というか問題点を浮き上がらせることも必要ではあろう。しかし、それと同時に本人の良い点や魅力も浮き上がらせ、それを親に伝えるようにもしたい。

　落ち着きと集中力のなさで受診した小学生高学年男児。その初回面接の一部。

　筆者：家では宿題とか勉強はするの？

　患者：学校から帰ったら宿題三昧。面倒くさい。

　筆者：家で勉強するのは偉いよね。

　患者：3月29日まではする。3月30日からはしないよ。

　筆者：春休みも勉強するなんてすごいじゃない。でもどうして3月29日までなの？

　患者：ペナントレースが開幕するから。

　筆者：プロ野球だね。どこのファン？

　患者：阪神タイガース！

　筆者：タイガースファンなんだね。今年の阪神はどうかな？

　患者：ダメだね。

　筆者：どうして？

　患者：外人の〇〇が来たけど、守るところがない。ファーストなら守れると思うけど、ファーストの△△を外野にコンバートしないといけない。でもレフトには4番の□□が居るし、誰かをひっこめないといけない。4番の□□も今年は打たないだろうな（ダメだと言いながらニコニコ得意気に話す）。

　筆者：詳しいなあ。すごい冷静に分析するんだね。でも開幕前の今の時期は夢がある時期じゃない。タイガースファンなんだから今年こそ優勝するぞって言えばいいのに。今しか言えないかもしれないんだから。

　患者：ダメだね。日本シリーズなんて無理だろう。監督も起用が下手なんだ。継投も失敗するしねえ……。

　筆者：なるほど。君の話は説得力がある。話が上手だね。君とお話しすると楽しいよ。ありがとう。そしたらね、お母さんと話をするから、ちょっと待合室で待っていてくれる？

　患者：いいよ。じゃあね（本人退室）。

筆者：お母さん、いい子ですね。確かに勉強などは集中力が続かないところはあるようですが、好きなことには集中しますし、それよりも何とも言えない魅力がありますよね。そして、冷静に物事を見る力があります。さっきも、自慢話もありましたけど、自分のことも冷静に見ています……。

筆者は、初回面接の後には、「この子の魅力について、数十字以内で述べよ」と自問するようにしている。この自問に答えられないようでは、その子のことをまだろくに分かっていないと考えて良い。そしてこれは治療者だけの課題ではない。初回面接の後半においては、親に対しても「お子さんの良いところ、長所は何ですか？」と尋ねるようにしたい。できれば本人を前にして尋ねたい。本人の意外な長所が語られることが多く、これを皮切りに、本人の長所の話題で話が膨らむことがよくある。横で本人が複雑な反応を見せることは多いが、親が自分を誉めるのを横で本人が聞くことは、本人への大きな支持となる。ただし、「良いところなど全くありません」と答える親も時にはいるので、「今、私が見たところ、○○な良いところがありますね。△△なところもありますね」と言えるようにしておいた上で尋ねることが肝要である。ただ、良いところがないと主張する親に反論する形になるのは良くない。親も思わず「確かにそうですね」と言ってしまうような点を指摘したい。そして本人に向かって、「ほら、君には良いところがあるってお母さんは良く分かっているよ」と言ってあげたい。

苦しい状況の子どもを支持する

子どもは、例えば学校でいじめられて四面楚歌のような状況でも、「保健室の先生だけは僕を分かってくれる」とか、両親からは罵倒されてばかりでも「おばあちゃんだけは誉めてくれる」など、「誰か1人でも理解者や応援者がいることで、つらい状況を耐えられる」ことがある。数週ごとに10分程度の支持的精神療法であっても、それが子どもを支える数少ない拠り所となっている可能性に留意したい。

確かに、子どもを支える最も重要な人は親であることは言うまでもない。だが、親のこの機能が、うまく働いていないことが非常に多い。これは親が虐待しているとか、親が精神的に余裕がない場合だけでなく、親にその機能がかな

子どもの精神療法の基本

りあり、子どももそれを求めているのに、うまくかみ合ってないが故に機能できていない場合もかなり多い。そのかみ合わせを調整するのも、精神療法の重要な役割である。

筆者は小学生くらいまでであれば母子に対して、「お母さん、今日は1つ宿題を出させてください。簡単な宿題です。1日1回寝る前に10秒間、お子さんをしっかり抱きしめてハグしてあげて下さい。10秒間だけで良いですからお願いします。そして君はね、毎日10秒間ハグしてもらってどんな風に感じたかを来週教えてくれるかな。それが君の宿題。いいかな？」という課題を、本人が嫌がらなければ出すことが時にある。次回の面接では「ハグしてもらって嬉しかった。続けて欲しい」と語られることが多く、「お母さんの温もり」などに話題が膨らんだりする。

このような介入をきっかけに、「子どもが素直に甘え、親がかわいがる」という良いパターンができると、親を困らせるかのような症状が軽減していくことがある。このような介入については、退行を心配する治療者もいると思われるが、実際には、「素直な甘え」が機能しないがために、困らせるような症状やしがみつき、こじれた退行などが起きていることの方が多い。こじれた退行は、無理に止めようとすると余計にひどくなりやすく、素直な甘えへと徐々に変換していくことが、治療方針として重要である。逆に、素直な甘えを周囲の大人が無視すると、こじれた厄介な症状が現われやすい。素直な甘えを見逃さずに捉えて育みたい。

自己肯定感

精神療法も治療である以上、何らかの変化を目指すわけだが、「今のあなたではダメ！　変わりなさい！」と言われても人は変われるものではない。むしろ、今の自分を認めてもらい、自分で自分を受け入れたときに人は変わり始める。治療を受ける子どもに最も必要なのが自己肯定感なのだが、自分を受け入れないまま、「自分が大嫌い」なまま良い方向へ変化することは難しい。支持的精神療法は、「今の君は精一杯頑張っている」「あなたはあなたで良い」など、変化を強要しない支持によって逆に変化を促すという逆説的な力を持っている。問題点を指摘して変化を求める治療よりも、症状や問題を無視して毎回誉める

だけの治療の方が、特に子どもの場合には治療効果が高い可能性がある。イソップ童話の「北風と太陽」を常に念頭において治療を行いたい。

話題をコントロールする

　若い女性で、毎晩のように「死にたい」と言って病院に電話をしてくる通院患者がいた。他の医師と同じように、筆者も当直医として何度も電話に対応していた。話を聞くと、日中はバイトをしていたりするのだが、夜になると「死にたくなる」のだと言う。希死念慮に対しては慎重に対応するわけだが、彼女の場合、今ひとつ切迫感が感じられなかった。しかし、簡潔に話を聞いて電話を切ろうとすると希死念慮を強く訴えるように感じた。死にたくなったきっかけなどの話から日常生活の話に話題を移して行くと、けっこう明るい声にもなるのだった。

　どうやら、夜になると淋しくなって電話をかけるのだが、「死にたい」とでも言わないと当直医は話を聞いてくれないので、「死にたい」と言わざるをえない、と言うか、希死念慮を訴えるという技を覚えたようだった。希死念慮が「入場券」の機能を果たしていた。それに気づいた筆者は徐々に対応を変えていった。彼女からの電話を受けると、筆者の側から日常生活や彼女が好きなタレントの話などに話題を振るようにしていった。すると、以前と同じくらいの時間はかかるものの、話の内容は平和な、時には楽しい話題となり、希死念慮の訴えはなくなっていった。そして、他の当直医に対しては、以前同様に希死念慮を訴えていた。

　希死念慮、行動化、自傷などにどのように対応するかはとても重要であり、治療経過を左右する。慎重に対応する必要があるのは当然だが、治療者がそれに過剰に反応したり、そういう時だけ真剣に対応する、ということにならないように注意を要する。でないと、「先生は、手首を切ったときだけ、真剣に話を聞いてくれる」ということになりかねない。そういう対応が、主訴は常に希死念慮で、自殺企図でのみ治療者を引きつけ続ける患者を作りやすいことには留意しておくべきである。

　むしろ、行動化の際ほど、「今日は、自分の気持ちをしっかり話せる状態じゃないと思うから、今日は傷の消毒だけして家に帰って頓服を飲んで寝ましょ

う。明日がいつもの診察日なので、明日、話をじっくり聞かせてもらうから」などと、ややあっさりと対応し、逆に良いパターンの行動が見られたときこそ、「認めてもらえた」という感覚を患者が持つような十分な対応を心掛けたい。治療者の対応が、問題行動を強化していることはしばしばあるのではないだろうか。

　患者が希死念慮を訴える場合、患者の苦しさを究極の形で表現するとしたら、確かに「死にたい」にしかならないのかも知れない。だが、ほとんどの希死念慮は、「○○が苦しい」「○○がつらい」「○○だったら良いのに」などの形に変換可能である。患者の苦しさを最も「汲む」ことのできる話題を見つけ、話題をその話題に向けていきたい。話題を変えようとしても患者が希死念慮の話に戻るならば、その話題は患者の苦しさを最も「汲む」ことのできる話題ではない。話題を変えることができるためには、患者の苦しさを受け止め支持するのに適切な「支えどころ」が分からなければならない。それが分かることが、治療者としてその患者を理解しているということである。患者の最も苦しいところを分かった上で、希死念慮から苦しさへ、苦しさから生活の困難や楽しみへ、そして未来への希望や不安を話題にしてゆきたい。

構ってあげる

　マザーテレサの言葉、「愛の反対は憎しみではなく、無関心です」は子どもの気持ちについても当てはまる。子どもは、「愛されたい」「構って欲しい」「認めて欲しい」という気持ちのかたまりであり、親に無視されるくらいなら虐待させることを選ぶことすらある。困った症状や問題があると時ほど、「これらの症状はすべて、構って欲しいという気持ちの現われではないか？」と考えてみると良い。

　前項の希死念慮の電話の事例も、「構って欲しい」行動だと考えると分かりやすい。難しい症状や困った問題行動がある事例では、その問題への対応に終始してしまいやすいが、それがいよいよ「症状や問題を起こせば構ってもらえる」というパターンになってしまいやすい。そういう時ほど、ポジティブな関わり（構ってあげる）を作ることが重要となる。困難な治療状況を好転させる鍵は、症状や問題をなくそうとする努力よりも、構ってあげるなどのポジティ

36

ブな関わりの「構築」（積み上げ）であることが少なくない。症状や問題行動が「入場券」の機能を果たすだけでなく、「継続治療券」や「症状や問題行動で構ってもらえる券」にならないように気を付けない。

「構ってあげる」ことを治療にするとしたならば、1人だけに負担がかからぬよう、皆で分担をしたい。まずは親との関わりが「症状→怒る（困る）→症状悪化」の悪循環になっているのを、「構ってあげる→甘える、安心する→構ってあげる、可愛がる」という好循環に変わっていくための介入を考える。その上で、学校の担任や養護教諭には何をしてもらうか、相談室の先生やスクールカウンセラーには何をしてもらうか、そして主治医は何をして、心理士や作業療法士には何をしてもらうかなどを考えていきたい。

良くなった姿を想像する

治療においては、いずれ良くなった本人の姿をぜひ想像してみたい。今は力なく沈んでいたとしても、いずれ良くなった時は全く違った姿かもしれない。本人に、「いずれ、今の苦しい時期も終わったとして、5年後の自分はどうしていると思う？」などと尋ねると、今はかなりの抑うつ状態の高校生が「就職して元気に働いていると思います」などと答えてくれる場合もある。「死んでいると思います」と答えるなど、未来へのポジティブなイメージが全く持てない場合は安易に尋ねることは注意が必要だが、いくらかでもポジティブなイメージが持てる場合は、いろいろと想像してもらうと、ポジティブなイメージがさらに広がったり、苦しい今を耐えるエネルギーになったり、思わぬヒントが見えてきたりする。黒沢は、ミルトン・エリクソンによる未来の時間投射の技法にヒントを得て、「もし、タイムマシンで5年後に飛んで行ったとしたら、自分は何をしていると思う？」とか「未来のあなたが、今のあなたを見に来たら、どんな言葉をかける？」などの質問を用いて、未来志向の治療的変化を引き出す技法を『タイムマシン心理療法』として著わしている。

受動性と能動性

一部の患者や親は、精神療法やカウンセリングに対して過剰な期待を抱いて

子どもの精神療法の基本 37

いる。そのような事例に対しては、治療者が悩みを取り除くことはできないことや、しっかりと悩むことを応援するのが仕事であることなどの治療のイメージを伝えることが必要となる。そして、程良くがっかりしてもらうことから出発することが大切だったりする。

高校生があるとき、「先生、明日も欠席したら、留年が決まってしまうんです。どうしたらいいですか。先生は話を聴いてくれるけど、何もしてくれないんですか」と言って詰め寄った。筆者は「君が症状に苦しんでいるの見て、とても登校できる状態ではないと感じて、しばらく休もう、と言ったんだ。申し訳ない。君のしんどいのを見ていると、とても学校へ行こうとは言えなかった」と言って謝った。彼は腹を立てて帰っていったが、翌日から登校し始めた。後に彼は「相談には乗ってくれるけど、助けてくれるわけではないと分かった」「自分で何とかするしかないと思った」などを語ってくれた。

一方、摂食障害や強迫性障害などの患者では、過剰な自己コントロールに陥っていることが少なくない。そして、何とかしたいと思いつつも、自己コントロールを緩めることができず、治療による介入を受け入れられないでいたりする。そのような患者には、まずは本人の主体性を認めつつ、本人の走りに伴走する形で支えることから始める。そして、徐々に生活を緩め、時にはその一部を治療者や家族などに「ゆだねる」ことを勧めていくことが1つの治療方針となる。

このように、「静と動」「受動性と能動性」のバランスという視点は、治療において重要な視点となる。我が国では古来から、お伊勢参りやお遍路さん、お百度参りの願掛けなどの風習があるが、これらは「動きながら考える、悩む」ひとつの方法だと言えるものであり、精神療法を行う上で多くの示唆を与えてくれる。筆者は「〇〇しながら考えよう」と提案することが少なくない。

ワンアップとワンダウン

子どもにとって治療者は、強力な権限を持った絶対者として映るのが当然であるので、子どもから治療者がどう見えているかには常に留意したい。絶対者としての害を避けるため、ワンダウンのポジションで関わりを始めるのは1つの方法である。先述の折り紙を用いた事例では、心理士が患者に「折り紙を教

38

えてもらう」立場となることで、関係ができ始めた。治療者が患者にいろいろと教えて頂くような姿勢で関わるアプローチを、筆者は「弟子入り」と呼んでいる。

一方、対等のような横の関係を持つことが苦手で、上下関係の方が関係が持ちやすい子どもも少なくない。基本的には精神療法に上下関係は望ましくないが、治療者があえて「親分」なり「兄貴分」の立場を採る方が、関係が取りやすい子どももいる。子どもの特性に合わせたアプローチを考えたい。

本人と親との気持ちをつなぐ

思春期患者の場合、本人の親に対する気持ちは微妙だったり両価的であることが多い。親に対する悪口を治療者に述べる患者は少なくない。その場合、「そういう苦しい思いをしたんだね」という形で、本人のつらさを受け止めることは大切である。だが、親への悪口に安易に同調してはならない。同調して「そうか、君のお父さんは、そんなひどい人なんだね」などと同調しても、激しい怒りを買う、などになりやすく、良いことにはならない。子どもは「俺は自分の親の悪口を言う。でも俺の親の悪口を他人が言うのは腹が立つ」という気持ちを持っている。いかに親のことを悪く言ったとしても、すべての子どもは、心の底では親との和解を望んでいることを忘れてはならない。

本人と親とを別々に面接する場合は、親との面接では、できるだけ本人の良い所を見つけて指摘したい。例えば、「さっき本人に、3つのお願いというのを尋ねたら、自分のことよりも、お母さんのことを優先してお願いしていました。お母さん思いの優しい娘さんですね」など、多少誇張してでも良いところを指摘したい。そういう指摘に対して、ほとんどの親は恐縮して謙遜するが、些細なことでもそれに親は支えられる。

同時に本人との面接では、どうすれば、本人の反発を避けつつ、親の気持ちを伝えられるかを工夫したい。「お母さんと話したら、君がしんどくなったのは自分の育て方のせいだと思っているようなんだ。どうしたら良いですか？と僕に尋ねられるんだけど、僕はどう答えるのが良いだろうか。君としてはどうしてもらえると助かるかな？」などと、治療者が少し良い方向にメッセージを加工する「伝令役」をするのも1つのやり方である。

子どもの精神療法の基本 | 39

治療の周辺が豊かになるように

　通院の場合であれば、診察室だけでなく、通院治療とその周辺も豊かになるように心掛けたい。例えば、親子で通院する場合、待合室、電車や自動車の中などは、親子の貴重な会話の場所となっていることは少なくない。筆者は、通院の帰りにどこか寄り道をすることを勧めることがよくある。1人での通院の場合も、帰りに寄り道する場所が増えて楽しみになる連れて、本人の内面が豊かになっていく例もある。これを精神療法の本道から外れていると考えるべきではない。親子で過ごす時間が豊かになるなど、診察室の外が豊かになることは、診察室での精神療法の内容以上に重要なことである。家では親子で話をすることがほとんどできないが、通院途中の車の中でだけ、親に色んな話や自分の気持ちを話せる子どももいる。

ななめの関係

　女子高校生が受診した。主訴は不眠や気分の落ち込みだったが、その原因として、クラスの人間関係や自分の性格についての悩みがあった。そこで筆者は尋ねた。

　筆者：今、言ってくれたようなことは、誰かに相談したりするの？　例えばお母さんとかに相談するの？

　患者：親には相談できません。心配をかけたくないから。

　筆者：じゃあ、学校の先生には相談するの？

　患者：学校の先生になんか絶対はそんなことは相談したくないです。

　筆者：じゃあ、友達には？

　患者：友達にそういう話をすると、ネクラって思われるからしません。

　筆者：じゃあ、どんな人に相談するの？

　患者：だからここに来たんですよ、先生。

　筆者：なるほど。

　我々専門家の前に患者が現われるのは、必ずしも専門的な援助が必要になったからではない。家族、友人、教師などとの身近な人間関係が、悩みごとを相談して解決する機能を失っていることの方が主な理由である場合も少なくない。

40

受診という行動は、本人を支える人間関係が乏しいことの現われなのかもしれない。

ひと昔前であれば、親という縦の関係や、友人などの横の関係だけでなく、親類のおじさんや近所のお兄さんなどの、言わば「ななめの関係」がもっと多くの機能を果たしていたと考えられる。そういう場合に必要なのは、本人の内面へのアプローチよりも、周りの人間関係の中で悩みを解決できるようになることなのではないだろうか。

しかし、「周りの人間に相談しなさい」と言うだけでは治療的ではない。「周囲の人に相談できるようになる」ことを治療者が意識して、そのためには精神療法として何を話題にすると良いかを考えるようにしたい。症状が重い事例もこれは同じであって、本人が身近な人間関係によって支えられるような方向へと、常に配慮すべきである。神田橋は、「病んでいる人びとはしばしば、実生活のなかで、非専門家による抱えの関係に恵まれるだけで治癒している」と述べている。

何が奏効したのか？

通院していた男子高校生が元気になり、治療終結を迎えることになった。終結にあたり、彼に尋ねてみた。

筆者：ここに通うようになってからも色々なことがあったと思うんだけど、元気になったのは何が良かったと思う？

患者：家族や友達のお陰だと思います。僕が学校を休んでいる間、ずっとノートをとってくれていた友達がいて、友達ってこんなに有難いものなのかと思いました。

筆者：それは良かったね。いい友達なんだね。じゃあ、ここに通ったことで良かったと思うことは何かある？

患者：ここでは待ち時間がとても長かったので、待つこと、耐えて待つことができるようになりました。

筆者：そうか、確かにそうだよね。予約なのに何時間も待つんだものね。申し訳なかった。じゃあ、最後にもう1つだけ。僕と話をしたことで何か役に立ったことはあるだろうか？

子どもの精神療法の基本　41

患者：先生が以前、熱を出して、それでも点滴をしながら診察をしていたことがあったでしょ。あれはすごいと思ったんです。先生が鼻水を拭きながら、『お大事にね』と言ったのを今でも覚えています。先生の方がしんどいだろうに、僕にお大事に、って言ったので。

筆者：あ、そんなこともあったねえ。なるほどね。ありがとうね。

治療者は、自分が行なっている治療的介入だけが奏効しているなどと、間違っても思ってはならない。

治療の終結

思春期患者の場合、症状がなくなるなどだけでなく、進学などの節目を機会に「今日で治療終結」とすることも本人が希望すれば行なえば良い。だが、多くの場合、「徐々に通院間隔が開いてゆき、いつの間にか来なくなる」という形が最も安全だと思われる。既に薬物療法は終了し、時々相談に来るという形になっていると、徐々に終結へ、という流れに自然になりやすい。はっきりとした終結を行なった後に、不安定になる患者は少なくない。特に、発達障害やパーソナリティ障害のある人は、自ら強く希望して治療終結としたのにもかかわらず、「もう来るなと言われた」「見捨てられた」という反応を起こしやすいので注意したい。

おわりに

精神療法においては、治療者は患者の心の中に入ることをするのであるが、それは必ず何らかの侵襲を伴う。神田橋は「患者の人生への影響が最小限になるよう治療を工夫する」と述べ、成田は「精神療法家は患者との関りの中で自分の役割を少しずつ小さくする技術に長けていなくてはならない。自分の役割を小さくすることによって相手の成長を促さなくてはならない」と述べている。そういう意味で、治療者が患者の人生において、あまり大きな存在になるべきではない。「あんな人もいたな」と思い出すくらいが良い。目指すべきは「忘れられる治療者になる」ことだと筆者は考えている。

42

〔文献〕

青木省三『思春期の心の臨床―面接の基本とすすめ方』金剛出版、2011 年（新訂増補版、2015 年）

神田橋條治『精神療法面接のコツ』岩崎学術出版社、1990 年

黒沢幸子『タイムマシン心理療法』日本評論社、2008 年

三浦恭子、村上伸治、山田了士、他「場面緘黙を呈した一女児への心理療法の検討」（村瀬嘉代子、森岡正芳編）『実践領域に学ぶ臨床心理ケーススタディ』臨床心理学増刊第 5 号、金剛出版、2013 年

成田善弘『精神療法の第一歩』金剛出版、2007 年

小倉清『小倉清著作集 2 思春期の臨床』岩崎学術出版社、2006 年

村上伸治『実戦 心理療法』日本評論社、2007 年

村瀬嘉代子『新訂増補 子どもと大人の心の架け橋』金剛出版、2009 年

村田豊久『子ども臨床へのまなざし』日本評論社、2009 年

第I部　精神療法とは

人生を視座とする精神療法

はじめに

　森田正馬は著書『神経質の本態と療法[1]』において、「病気を治すのは、その人の人生をまっとうするためである。生活を離れて、病気は何の意味もなさない。近来、医者も病人も共に人生ということを忘れて、ただ病気ということだけに執着する。その結果、俗にいう『角をためて牛を殺し』、『ニンジンを飲んで首をくくる』ことが、いかに多くなったかということは、誠に悲しむべきことである」と述べている。精神療法も「人生」という視点を忘れると、本末転倒、迷路への迷い込み、など様々な問題が起きやすくなる。

　筆者は、患者の「人生」を話題にし、「これまでの人生」や「これからの人生」を話し合うことを精神療法としてしばしば行なっている[2]。本章では「人生を視座とする精神療法」について考え、筆者が精神療法でどのように「人生」を話題にしているかを述べてみたい。

症例1：事務職の女性

　会社の事務職女性。とても有能で、女性としては異例の若さで昇進した。だが30代なかばでうつ病を発症した。休職した後に復職を果たしたものの、降格や失恋を経験した。病状は一進一退が続き、40代になってから、筆者の外来に通院するようになった。診察では症状の話もあったが、もっぱら仕事の話が多かった。仕事の苦労と愚痴の話が多かった。筆者はこれを丹念に聴き続けた。

44

彼女の仕事ぶりは非常に真面目だった。小柄だが頭の回転が速く、気が回ってとても親切である。有能なので他の営業所に助っ人に行ったりする。上司以上に職場や会社全体のことを考えて行動する。他人のことは助けるが、自分がしんどくても助けを求めるのはできないところがある。筆者は彼女の話を聞いては労をねぎらうことを繰り返した。そして、他人の仕事も背負い込んでしんどくないか？　などを指摘した。ねぎらいと指摘を繰り返す精神療法を続けた。

　45歳頃から概ね寛解となり、抗うつ薬は漸減した。50歳頃に処方は終了したが、数ヵ月ごとの通院を何年も続けている。最近は自分について次のように話してくれる。

　「私がなんで治ったのか？　と考える。色んな人を頼るようになった。皆が助けてくれるから。頑張らなくて良くなった。自分で仕事を抱えていたけど、人に頼めるようになった。人に任せられるようになった」

　そして、「家族がありがたい。1人じゃない。病気が治ったら元の自分に戻ると思っていた。病気の頃は感情がなかった。今は感情が出てる。何気ない小さな事が嬉しい。病気がなかったら倒れていたと思う。昔に比べて私もだいぶいい加減になった。病気のお陰で良い方向に変わることができた。私は病気になって良かったと思う」と述べるに至っている。

うつ病からの卒業

　うつ病が寛解した状態で、維持量の抗うつ薬を飲みつつ通院している人は多い。維持量の抗うつ薬をいつまで飲んだら良いのかについては、治療者としても悩むところである。患者としても、「薬は止めたいけど再発も怖い」と思うのが当然であり、再発の恐怖に怯えながら服用継続することになる。「もう通院（服薬）を卒業させて下さい」と述べる患者も少なくない。そのような寛解うつ病患者に対して、筆者は次のように述べることがある。

　筆者：うつ病から学ぶべき事をすべて学んだら卒業になります。学べましたか？

　患者：十分学んだと思います。

　筆者：うつ病を卒業するには卒業試験に合格してもらわないといけません。

　患者：どんな試験ですか？

人生を視座とする精神療法　45

筆者：試験問題を言いますよ。

患者：はい。

筆者：難しい問題ですよ。

患者：かまいません。

筆者：あなたは、うつ病に感謝してますか？

　この質問に対して、「してます」と言える人は少ない。屈託なく言えた人は卒業してもらう。その場合、再発はとても少ない。なお、この質問には、びっくりしたり、怒りだしたりする患者もいるので、この質問の意味がわかる患者にしか行なうべきではない。

精神疾患が治るとは？

　精神疾患において「治る」とは、どういうことであろうか。身体疾患においては、「治る」イコール「元に戻る」と考えて概ね間違いない。だが、精神疾患ではそうではない。例えば、神経性無食欲症が治ったとする。病気が治り、元に戻ったとする。発症直前の状態にタイムマシンに乗ったように戻ったとする。それからどうなるであろうか？　おそらくまた病気になると思われる。精神疾患が治るとは、症状が寛解するだけではなく、病気にならざるを得なかった原因としての「生き方としての無理」がなくなることが必要である。それは、「生きる姿勢」が変わることであり、「人生の流れ」が変わることである。

症例２：30代の主婦

　本書所収「脳から見た心理療法[3]」を参照のこと。

症例３：40代の会社員男性

　会社の営業事務職の男性が初診した。妻と子ども２人の４人家族。数ヵ月前に人事異動あり、上司２人が退職予定で負担が増えた。仕事のミスをしないか不安となり、１ヵ月前から集中力が低下し、出勤中の動悸、出社の恐怖感などのため、１週間前から会社を数日休み、仕事が手につかず当科を初診したのだ

った。

　食べてはいるが食欲は低下、テレビは見たくなくなった。睡眠は中途覚醒が毎晩3、4回あり、仕事のペースは明らかに落ちている。休日は仕事の事を考えて休めず、できれば仕事を休みたい。しかし、自分はサボっているとの自責もある。

　診断としては、適応障害？　うつ病の始まり？　などが考えられた。仕事の負担を上司に正直に話すよう指導し、処方は抗不安薬のみとした。

　2回目診察では、仕事の負担を上司に話したらだいぶ楽になったとのことだった。その後数回の通院でいったん軽快したが、仕事の不安が再燃した。初診から4ヵ月後、不安と抑うつが慢性化しそうに感じたので、病気の意味、人生における位置を話し合うことにした。彼としては、上司の退職に伴い自分への期待と重圧があるが、出世のチャンスでもある。今まで仕事は何とかして来たがゆとりはない。仕事の負担は上司に話したが、通院などは話していない、とのことだった。

　人生における位置としては、弱音を吐かずに出世路線か、通院なども話して窓際路線か、という人生の岐路と思われた。筆者は人生における位置づけを共有した上で、人生の岐路なので悩んで当然だと支持した。

　その1ヵ月後の診察。今のままでは自分は潰れてしまうと思い、通院も含めて上司と周囲に正直に話したのだそうだった。上司には、「期待していたけどなあ」と言われ、「出世は終わった」と感じた。周囲にも「あの人は落ちていったなあ」と言われたような感じがした。淋しい感じもするが、気分的に楽になった感じもある。などを述べたが、薬はほとんど飲んでないとのことだった。

　その1ヵ月後の診察では、適度に仕事に追われている感じだが丁度良く、休日には家族で買物に行ったり子どもとサッカーなどをするようになったと教えてくれた。次の半年後の診察では、「調子良い。結構ずるくやっている。家族と海外旅行に行った。仕事は他の人に振っている。抱え込むのは良くない。薬は全然飲んでない」とのことで、あと2回受診して以後受診はなくなった。

　本症例は適応障害的うつ状態と考えられ、無理をしないとの対応で一時軽快したものの、再燃し不安抑うつが継続した。そのため保存的対応では無理と判断し、人生における意味や位置づけを話し合った。「出世路線か窓際路線かの人生の岐路にある」との認識を共有したことで、本人が窓際路線を選び、失望

人生を視座とする精神療法　47

と淋しさを感じた一方、安堵も感じ、その後は家庭も仕事も好転した。人生を話題にすることの重要さを筆者は教えてもらった。

症例4：不安障害の40代男性

　中学校の時に不安障害を発症した男性。何とか大学へ行き、介護の資格を取り、ある時期から筆者の外来に通院している。今は仕事はできていないが、中高校生の自閉症児と、一緒に鉄道の写真を撮りに行くなどのボランティアをするなど、とても優しい「いい人」である。明るくて親切だが内面では「通院の電車で何か起きたら？」などいつも不安で常にビクビクしている。

　彼は介護施設にボランティアに行くと実によく働く。なので信頼され、雇用されると「仕事でミスをしたらどうしよう」という予期不安から出勤不能となり退職となる。これをあちこちの施設で繰り返し、近隣では行く所がなくなった。年老いた母親と2人暮らし。亡き父親の遺族年金で生活している。「いい加減に働きなさい」と言う母親には彼は反発する。毎日が不安だらけなのに、経済的なことなど、人生の不安の意識が乏しいことを筆者は指摘した。「人生の不安」を感じて不安になりましょう、という治療に変わっていった。徐々に人生の不安を感じるようになるに従い、日々の不安は若干軽減した。

　彼は、ある会の会員となった。無職でヒマなので、会には出席する。その会は全国的な組織であり、「今度、大阪で集会があります。旅費が出ます。県の代表として誰か行ける人は？」と言われて彼が行くことになった。次は東京で集会があり、また彼が行くことになった。最初は出張を不安がっていたが、いつの間にか自費で延泊して観光もするようになった。

　筆者：新幹線は乗れないんじゃなかったの？

　患者：何とか。

　筆者：トラブルは起きなかったの？

　患者：お陰さまで。

　筆者：不安やトラブルが生じないと治療にならない。今度出張したら、トラブルが起きるように祈るように！

　患者：分かりました。祈ります。

　気が付くと、飛行機に乗って北海道での集会にも行っていた。

48

患者：札幌へ行ってきました。

筆者：飛行機はトラブルはなかったの？

患者：大丈夫でした。

筆者：緊急事態は起きなかったの？

患者：お陰さまで。

筆者：飛行機なんだから、たまには墜落するのが当然でしょ？

患者：はあ？

筆者：なぜ墜落しないの？

患者：それは……、ＪＡＬの皆さんが頑張っておられるので、……。

さらに沖縄にも行った。

患者：沖縄に行ってきました。

筆者：緊急事態は起きなかった？

患者：帰りの飛行機が、天候不良のため、別の空港に降りることになるかも知れない、とアナウンスがありました。

筆者：それを聞いてどう思った？

患者：ちょっとだけ、ワクワクしました。

急な事態に対してワクワクを感じるようになれば、予期不安など不要である。

症例5：被害妄想の男性

　30代の男性が初診した。主訴は不眠だった。優秀な会社員で既婚、子どもはまだいなかった。痩せ型で頭脳明晰、頭が切れるタイプだった。不眠の原因は職場の人間関係で、能力ある彼を羨むライバルからの嫌がらせが前よりもひどくなってきたとのことであった。職場での注察感もあり、筆者にもピリピリした敏感さが伝わってきた。まずは少量の抗精神病薬を処方した。

　次の週に再診した。薬は無効で、被害感は悪化し、悪夢もあった。会社だけだった被害感が家庭など生活全般に広がっていた。妻との口論が増え、「妻も自分を陥れようとしている」と彼は述べた。上司の部屋で悪口が言われているとも感じていた。被害感を信じているが、自分が敏感になっているとの病感はあった。統合失調症を発症しつつあると思われた。抗精神病薬の増量が必要だが、彼は薬と戦ってしまいそうな気がした。筆者は彼に精神病の発病しかけだ

人生を視座とする精神療法　49

と正直に説明した。

「あなたは頭の鋭さでここまで頑張って生きてきたのだと思います。そのあなたがこの人生の危機において、頭を研ぎ澄ますことで対処するのは無理もありません。だが、頭を研ぎ澄ます先に幸せがあると思っていませんか。頭を研ぎ澄まして極限を超えたものが精神病なのです。今あなたは病気の蓋を自分で開けようとしています。最愛の奥さんもあなたは失いかけている。敏感になるのではなく、鈍感になるのが病気を防ぐ道です。自分の人生どのような人生にしたいですか」と説明し、筆者は彼に2つの質問をした。

「愛されるバカの人生と、憎まれ嫌われる切れ者の人生、どちらが良いですか?」「あなたは奥さんに勝ちたいのですか? それとも奥さんに愛されたいのですか?」

彼はしばらく考えて、「愛されるバカの方が良いです」と答えて涙ぐんだ。鋭さを求める生き方に何らかの無理を感じていたようだった。筆者は「それは良かった。私と一緒にバカになりましょう」と返した。

数日後、彼から電話があり、「薬をのむととても眠い」と言うので、1錠を潰して1/4錠にするよう指示した。翌週来時は、被害妄想は軽快していた。妻とは和解し「妻を頼ることにした」「もう、戦わなくて良いんですね」と安堵の表情を浮かべた。薬は漸減中止したが、被害妄想は再燃せず、治療終結となった。

病気の意味

精神療法においては、「この病気は自分の人生に何を問いかけているのか?」「自分の人生においてこの病気の意味は?」を共に考えるようにしたい。実際、精神療法の中で、人生における自己の病気の意味に気づき、病気になったことを感謝できるようになる患者もいる。そのような患者での再発はとても少ない。「医者も病人も共に人生という事を忘れて、ただ病気という事だけに執着する」という森田正馬の言葉は、今も生きている。「ただただ苦しく、忌まわしい」だけの存在であった病気が「人生」という視座を得ることによって、「意味ある体験」になったり、「これまで私の生き方への警告だった」と感じたり、「この病気が私の人生を豊かにしてくれました」と患者が述べるようになったりする。

おわりに

　病気は嫌なものである。だが人生を視座とすると、病気の意味が見えてくる。病気の意味や役割が見えてくる。人生を視座とすると、その人の生き方、生きざま、その人らしさが見えてくる。精神療法においては、その人の人生と生きざまに光を当てたい。精神療法には人生の視座を、筆者はそう考えている。

〔文献〕

(1) 森田正馬『新版 神経質の本態と療法―森田療法を理解する必読の原典』白楊社、2004 年

(2) 村上伸治『実戦 心理療法』日本評論社、2007 年

(3) 村上伸治「脳からみた心理療法」『こころの科学』150 号、14-20 頁、2010 年

第I部　精神療法とは

精神療法としての助言や指導：
気分障害

はじめに

　双極性障害やうつ病の治療における、薬物療法の重要性は言うまでもない。だが、それと優るとも劣らず、精神療法も重要である。うつ病に対する精神療法としては、何と言っても笠原嘉による小精神療法（笠原、1978）が非常に有名である。その内容は助言や指導に相当するものがかなりを占めており、初出が1978年にもかかわらず、古典的なうつ病に対しては今なおこれ以上の指針はないと言えるほど重要なものである。他にも笠原はうつ病の治療について示唆に富む多くの著作を著わしており、それらを読むと現在の最新のうつ病論には「薄っぺらさ」を感じるほどである。近年に至っても笠原は「小精神療法再考」（笠原、2009）など自論の改訂やさらなる考察を著わしている。最新の文献よりもまずは笠原の文献の読破をお勧めしたい。

　操作的診断基準の時代になり、かつては「うつ病」とは診断されなかったような事例も大うつ病性障害と診断されるようになった。それとともに、うつ病概念は拡散し、従来の治療では対応しにくい気分障害の患者が増え、うつ病概念は混乱の時代に突入し、双極性障害概念も混乱している。

　笠原の手法は、近年増えている古典的でない現代型の抑うつ症例には奏効しない面もある。かといってこれに代わる適切な精神療法的対応はまだ確立されていない。近年流行りの認知行動療法でも十分対応できているとは言えない。だが、近年になって井原裕は、『激励禁忌神話の終焉』（井原、2009）や「うつ病を生活習慣病として捉えての生活指導」（井原、2013）などを提起しており、

従来の手法だけでは太刀打ちでない事例への精神療法として、大きな示唆を与えてくれる。

　精神療法はうつ病および双極性障害においても重要であるが、古典的なうつ病ではない「うつ状態」に対しては薬物療法は頼りにならないので、精神療法の重要性はさらに高くなる。そのような事例に対しての精神療法においても助言や指導は大きな位置を占めると私は考えている（村上、2007）。本稿では小精神療法や認知行動療法など、成書に書かれている精神療法とは別に、私が行なっている助言や指導について述べてみたい。

うつ病、うつ状態に対して

1. 自分を許す

　うつ病、うつ状態の初診時だけでなく、極期などにおいても「自責→抑鬱→自責」という悪循環に陥っている事例に対しては、「自分を許す」指導がまず必要である。私はたとえば次のように話をする。

　あなたは自分を責めていますよね。自分がちゃんとしていたら、こんな事にはならなかった、と思うのですね？　確かに、あなたがそう思うのは今は無理もありません。でも、あなたなりに頑張って来ましたよね。必死で頑張って来たけど、なかなかうまくいかなかったんですよね。全くミスもなく、完璧な対応を続けることは、できることではありません。いい加減にやってきたのではないのですから、頑張った自分を許してあげて下さい。許してあげる気になど今はならないだろうとは思います。それでも敢えてお願いします。自分を許してあげて下さい。例えば、骨折した部位をギブス等で固定せず、力を加えたり、動かし続けたりしていたら、骨折は治りません。骨はくっつきません。骨折した部分は固定するなどして、その部位に力がかからないようにしてあげなくてはいけません。負担を「免じて」あげるのです。許してあげることが必要です。

　また、例えばクラス中からひどいいじめを受けている子どもがいたとします。ひどいいじめを放置したまま、元気を出せって言っても元気が出るはずはないですよね。まずはひどいいじめを止めないといけません。どんな理由があろうとも、いじめはいけません。あなたは自分を責めていますよね。仮にあなたに

精神療法としての助言や指導：気分障害　53

一部の非があったとしても、それを責め続けるのはいじめです。自分をいじめ続けたまま、元気になることはできません。いじめを続けたままでは、うつの薬だって効きはしません。あなたは「非がある人はいじめても良い」と思いますか？　あなたの子どもが「あの子は悪いところがあるから、みんなでいじめてもいいんだ」と言ったら、賛成しますか？

　薬物療法に抵抗感が強い患者にはさらに次のように説明する。

　できるだけ薬は飲みたくないわけですね。確かに薬を使わずに治ることができるなら、それに越したことはありません。薬を使うにしても、できるだけ少ない量にしたいですよね。ごもっともです。ただ、薬を使うかどうかを決める時に重要なのが、自分をどの程度責めているかなのです。あなたが自分を強く責めていたら、その分、多くの量が必要になります。自分を責めることを止めることができたなら、薬は非常に少ない量で済みます。あなたが薬なしでやってみたいと言われるなら、今日は薬なしにしてもいいです。そのかわり、自分を責めるのは止め、自分を許してあげて下さい。どれくらい許してあげられるか、まず数日間やってみて下さい。そして数日後にまた来て頂き、薬なしでいけるかどうか判断しましょう。

　このように話をすると、「無理です。自分を責めるのを止めることはできません」と言ってその場で服薬に同意してくれる人が少なくない。実際に数日やってみてから、服薬の覚悟ができる人もいる。数日間でも頑張ってもらうと、たとえ自分を責めることを止めるまではいかないでも、自責の強さは幾分か減じる。減じなくても、自分を責める思考がいかに手強いものかわかるとともに、それを自分自身とは違う異物として認識することができるようになる。確かに、こんな風に言われたからといって自責を止められるものではない。それが「うつ」というものである。しかし、患者なりの自己対処としての自責が、事態を余計に悪くしている悪循環が回ってしまっていることを少しでも意識してもらい、自分を観察する観察自己が育っていくことが今後の治療においてはとても重要となる。

　回復期に入ってから、「あの時に先生に『自分を許すように』と言われて、

54

びっくりした。そんなこと、できるはずないと思った。でも、それから自分で
どれくらい自分を責めているかを考えるようになったし、自分で自分を責める
ことで、どんどんうつにはまっていたんだと後から分かるようになった」と語
ってくれる患者が結構いる。

2. 親友への助言

　「自分のことを自分だと思わず、自分の大切な親友だと思ってもらえませんか？」
と私は患者によくお願いする。「私なんか死んだほうがいい」「私なんか何の価
値もない」「他人をいじめるのは絶対いけないけど、自分をいじめるのはして
もいいです」などと患者が言うとき、私は「あなたの大切な親友が、同じこと
を言いました。あなたは何と言って返してあげますか？」と尋ねる。そう尋ね
ると、患者の多くは一瞬ビクッとして詰まる。「親友に向かっても、私は『死
ねばいい』と言います」と言う人はいない。みんな「親友には、そんなことな
いよと言います」と答えてくれる。絶句する患者もいるが、一瞬詰まるだけで
も自責の勢いは少し和らぐ。

　あなたは友達を大切にしますよね。だから、自分も大切にして下さい。あな
たは、あなたの友達の友達です。自分をいじめることは、あなたの友達が許さ
ないはずです。友達を、そして自分を大切にしてあげてください。

　これも患者の中に、他者の視点や客観的視点を育てる介入である。このよう
な指導を毎回やっていると、患者が治療的でない認知を述べたときに私は、「は
い、あなたがそう言うと、私はいつもどう言うと思います？　分かりますよね？」
と尋ねる。患者も慣れて来ると、「そうですね。私が今みたいに言うと、先生
は必ず、親友がそう言ったらあなたはどう返しますか？　と言いますね」と答
えることができるようになってくる。

3. 不調のふり

　これは、回復期に入った事例に行なう指導である。うつがいくらか良くなる
と、多くの患者は、人前では一時的に元気なふりをすることも可能になる。だ
が、元気そうに振る舞うとてきめんにその反動で後がしんどくなる。職場に復

精神療法としての助言や指導：気分障害 | 55

帰して、元気なふりをするものだから、「あの人は治った。また頑張ってもらおう」と周囲の人に思われてしまい、あっという間に仕事をどんどんさせられて、うつが再発する人も少なくない。真面目な人ほど、「まだ調子が良くないふりをしましょう」と指導されると、少しびっくりする。診察室で指導するだけでは職場ではほとんどできないので、しんどそうに見える表情を診察室で実際に指導する。鏡を持って来ても良い。「じゃあ、私が職場の人として声を掛けるので、返事をしてみてね」と言ってその場でロールプレイをしてもらう。

　私：だいぶ元気そうになられたようですね。
　患者：お陰様で、良くなりました。ご迷惑をお掛けしました。もう大丈夫ですから。

　などと言おうものなら、ＮＧを出して、まだまだ今ひとつだと分かる表情を練習してもらう。「職場の人を騙すみたいで嫌です」と言っていた人でも、演技を実際にやってみるうちに、しんどい振りを周囲が信じてしまうことにちょっとびっくりしたり、面白いと感じたり、楽しく感じたりすることもできるようになり、「騙されてくれたみたいです」とか、「しんどいふりをしている自分を横から眺められるようになりました」など、頑張って再発しやすい自分を客観視する視点が持てるようになることが少なくない。

4. 貯金しながら少しずつ治る
　回復期の患者に私はよく次のように話をする。

　うつ病は治り方がとても大切です。無理な治り方をすると、すぐに再発します。無理な治り方の代表は、すぐに治ることです。すぐに治った人はすぐに再発してしまいやすいです。最もお勧めなのは、ゆっくり治ることです。確かに仕事はあまり長くは休めないでしょうから、これ以上休んだら立場があやうくなる頃には、何とか復帰しないと仕方ないと思います。でも、復帰したら、もう治ったんだと思ったらいけません。復帰しても、病み上がりの時期であり、しんどい振りをしながら、少しずつしか仕事をしてはいけません。
　病み上がりの期間はどれくらいが良いと思いますか。１ヵ月？　いえいえ。

2ヵ月？　いえいえ。そうですね。1年か2年かけて少しずつ良くなりましょう。そうすればその間は周囲はあなたに無理な負荷をかけられなくなります。

　初めて病院に来た頃はとっても苦しかったですよね。でも、良くなり始めた時期は嬉しかったですよね。この嬉しく感じる時期は長いほうが良いですよね。すぐに治ってしまうと、嬉しかった時期は終わってしまい、またつらい仕事の毎日になってしまいます。少しずつ治って、嬉しい時期をできるだけ引き延ばして、じっくりと楽しみましょう。

　少しずつ治るのなら、無理がないし、その分生まれる余裕を貯金に回すことができます。貯金がないと、ちょっとの不調でまた本格的に悪くなってしまいます。十分に貯金ができると、一時的な調子の悪さが来ても、本格的に悪くはなりにくくなります。

軽躁状態に対して

　躁状態に対する指導は難しい。こちらの助言や指導を真面目に聞いてくれるのなら、「躁状態」ではないだろう。だが、軽躁状態くらいならある程度聞いてくれる。うつからの回復期の軽躁的な状態で、うつ病なのか双極II型なのか迷う程度の人であれば、次のような説明が患者には入りやすい。

　だいぶ元気が出てきましたね。ただ、今のこの元気は本物ではありません。表面だけのハリボテのようなものなので、ガソリン満タンのように思えても、ちょっと頑張るとすぐにガス欠になります。だからせっかく出てきた元気さは、お金だと思って、今後のために貯金しておきましょう。また少ししんどくなった時のためにも、元気が出てきたことは職場の人にはバレないようにしましょう。

　これに対して、「先生、大丈夫です。もうすっかり治りましたから」と言う人も多い。その場合は、以下のように話を続けると、多くの人が少しビクッとして聞いてくれる。

　あの苦しい「うつ」を忘れたのですか？　多くの人は「もう大丈夫です」と

言っていて、またあの苦しいうつに入ってしまいます。すごろくの振り出しに戻るようになってしまった人を私は今まで何人も見てきました。もう大丈夫と思うのは、いわゆる「喉元過ぎれば何とやら」というヤツです。今こそ、あの苦しかったうつを思い出しましょう。

躁状態に対して

　完全な躁状態の場合は、指導はほとんど困難である。特に、初めて躁状態を経験した人は、それを抑えるべきものだと理解するのはできないのが当然であるし、指導に従ってもらうのは至難の技である。だが、躁うつの波を何度も繰り返している人の場合は、躁状態であったとしても、うつ状態の苦しさは忘れていない。頭の片隅では覚えているので、そこに訴えかける。

　あなたは元気になりました。久しぶりの元気ですよね。3年ぶりでしょうか。やっと3年ぶりに元気になったのだから、そりゃあ嬉しくなりますよね。ただ、今までのパターンを思い出して下さい。この元気な状態はそう何ヵ月もは続きませんでしたよね。
　3年前の時は、元気になって気が大きくなって調子に乗って、いろんな物を買い込んで、借金をしましたよね。元気のエネルギーが切れた時、残ったのは、再び何もできなくなった自分と、多くの借金でしたよね。あなたは「死んで生命保険で借金を返します。家族には借金を残したくない」って言われましたよね。あの時のあなたの真剣な眼差し、そして家族を思う気持ち、私ははっきり覚えています。本当にあの時は苦しかったですよね。

　うつの時の話はいくらかビビッてくれる人がいる。その上で、今から次のうつに備えるように指導する。

　あの苦しいうつは、もう来て欲しくないですよね。けれど、悲しいことに、うつは必ずやってきます。うつと災害は忘れた頃にやってくるんです。あの苦しかったうつを忘れてしまってはいませんか？　「あれは何かの間違いだった」と思ってはいませんか？　うつを忘れた人にうつは必ずやってきます。逆に、

58

うつの苦しさを忘れずに、常にうつに備えている人には、うつは来たとしても程度が軽くなります。元気になった時に気分が高くなればなるほど、その後のうつは深くて長いものになります。今の元気さを抑えて、多少の元気くらいに抑えておくと、元気さは長続きしますし、その反動のうつの程度が軽くなります。今から次のうつに備えて、元気さの程度を抑えて、少しでも長く続くようにしましょう。

　だが、それも通じないほど気分が高い場合もある。その場合は、指導は本人にとっては単なる説教でしかなく、そんな話は全く聞いてはくれず、怒りだした本人にこちらが説教されることになる。そのような場合は、私は躁状態をいったん受容するようにしている。

　わかりました。あなたはやっと元気になった。やっと生きていることに充実感を感じ、好きなことに打ち込めるようになった。長いうつをあなたは耐えました。やっと元気になったのに、その元気を抑えてセーブするように言われても、そんな必要はないと思われるのは無理もありません。やっとのことで、しばし訪れたあなたの気分の高さ、私はそれをお祝いします。おめでとうございます。やっと元気になった時の嬉しさは、長く苦しいうつを耐えた者にしか分からないですよね。あなたの元気さ、気分の高さ、それを私は祝福します。ですから、これからしばしの間、気分の高さを楽しんで下さい。苦しい時期を耐えたんだから、今は浮かれたっていいじゃないですか。生きていることに感謝し、うつの時期を支えてくれた家族に感謝し、クビにせずに待ってくれた会社に感謝し、そして何と言っても、ここまで耐えて来た自分に感謝をしてあげて下さい。

　これから数週間から1ヵ月くらい、それを存分に満喫して下さい。そうしたら、それを良い思い出にして、それに支えられて、そのあとまた3年間、長く苦しいうつを耐えることができましょう。次の長く苦しいうつの時期のあなたが、私はとても心配です。今度こそ、自殺されてしまわないか心配です。ですが、今の楽しい思い出を胸にして、あなたは長く苦しいうつを耐えることができるだろうと思います。それを私がお供します。私は決してあなたを見捨てません。苦しいですが、今の喜びが大きい分、次のうつは深く、長いものになり

精神療法としての助言や指導：気分障害　59

ます。長く苦しいうつをやり過ごすことを私はまたお手伝いします。

　そして、理屈ではなく、我々日本人の情感に訴えるものとして、日本人なら誰でも知っている古典の一節を私はゆっくりと暗唱する。

　　祇園精舎の鐘の声　諸行無常の響きあり
　　沙羅双樹の花の色　盛者必衰の理をあらわす
　　おごれる者も久しからず　ただ春の夢のごとし
　　たけき者もついには滅びぬ　ひとえに風の前のちりに同じ
　　（平家物語）

　私の暗唱に、一緒に暗唱してくれた患者もいた。暗唱が終わってからやっと私の意図を理解し、考え込む患者もいたし、怒りだす患者もいた。それでも、理屈で説得したり説教をするよりは、いくらかその勢いを弱める力がある。即効性はなくとも、今のかりそめの勢いに浮かれている患者に対して、平家物語の響きは、ボディーブローのように少しずつ、効いてくる。

おわりに

　患者の話をじっくりと聞きながら、患者の気持ちや認知、思考や行動の軌跡をたどってみれば、ほとんどすべての精神疾患において、患者自身は状況を何とかしようと努力するのだが、皮肉にもその努力が病状を余計に悪くしてしまう悪循環が成立していることに気づくことができる。気力の衰えを自分への叱咤激励や無理な努力で対処しようとする悪循環によってうつ病は発展するし、不気味な周囲変容感に対して、自分の感覚と思考を鋭敏に研ぎ澄ますことで対処しようとする悪循環が統合失調症の発病期には認められる。不安を避けるための自己対処として、強迫行為を行えば行うほど、強迫性障害は強くなっていく。

　患者は自分が行っている努力が自分自身を余計に追い詰める誤った努力であることを知らないのであるから、それを教えてあげねばならない。悪循環の早い時点で出会った治療者がそれをしっかりと説明し、適切に指導することがで

60

きたら、臨界点を越えて統合失調症が発病するのを阻止できることもある。既に発病していたとしてても、その悪循環の程度が病勢を決める大きな要因なのであるから、適切な指導によって病勢を弱めることが可能である。悪循環を的確に指摘して指導するという点だけを考えても、助言や指導は精神療法において、極めて重要であることが分かる。的確な着眼と患者に応じた分かりやすい助言や指導によって、患者をより良い方向へ導くことが我々治療者には求められている。

〔文献〕

笠原　嘉「うつ病（病相期）の小精神療法」『季刊精神療法』5巻、118-124頁、1978年

笠原　嘉『うつ病臨床のエッセンス』みすず書房、2009年

井原　裕『激励禁忌神話の終焉』日本評論社、2009年

井原　裕『生活習慣病としてのうつ病』弘文堂、2013年

村上伸治『実戦　心理療法』日本評論社、2007年

第I部　精神療法とは

急性期の関わり①
──そばにたたずむこと

はじめに

　統合失調症の精神療法、特に急性期の精神療法を考えたとき、その原点となるのは、まずは何もせずとも、患者のそばにたたずむことから始めること、だと筆者は考えている。本稿では、筆者が精神科医になりたての頃に受け持った患者の話をしたい。

出会い

　私が医学部を卒業して医師免許を取り、大学病院の精神科研修医として働き始めてまだ何ヵ月も経っていない頃の話である。統合失調症の急性期の患者を初めて受け持つことになった。「入院患者が当たったから、外来に来るように」との電話が医局に入り、私は外来に向かった。

　外来診察室に入ってみると、若い女の子（以下A子とする）が診察室のベッドに座って泣いていた。ちょうど筋肉注射をし終えたところで、A子はベッドに座って「痛いよう」と言って泣いていた。外来医が「この先生が担当になる村上先生です」と言い、患者と母親に私が紹介された。私は「村上と言います」と挨拶をしたがA子の返事はなかった。「注射が痛かったんだね」と声をかけると、「心臓に穴があいた」と言って泣き続けた。そして、心配して寄り添う母親に向かって振り返り、「お母さんじゃない。本物のお母さんじゃない」と言ってにらんだ。母親は何とも言えない辛そうな目をしていた。外来医が医療

保護入院の説明と手続きを行ない、泣いているＡ子、母親や看護師と共に病棟
へ移動した。

初　日

　Ａ子の病室は閉鎖病棟の大部屋だった。まずはその大部屋に入ってもらった
が、全く落ち着かなかった。泣いていたかと思うと急に笑い出した。何かに怯
えた様子で手を合わせて般若心経を唱え始めたりもする。と思ったら今度は壁
に向かって、精一杯の振りを付けて当時のアイドルの流行歌を歌い始めた。と
思ったら今度は壁と会話を始め、あっと言う間に、ケンカのような言い合いに
なり、わーっと泣き崩れた。いわゆる支離滅裂という状態だった。
　その大部屋で少し様子を見たが、全く落ち着かず、暴れたりするわけではな
いが他患にも迷惑になるので、仕方なく保護室に移ってもらった。しかし保護
室なら人に迷惑はかからないので、施錠をする必要はほとんどなかった。入院
に際して指導医には「まずは出来るだけ、患者と一緒に過ごすことから始めな
さい」と言われた。幸い、その頃の私はとても時間があった。精神科１年目の
同期が10人ほどいたので、１人の担当患者は２〜３人であり、外来の予診や診
察の書記、その他の研修医業務も10人で分担すると１人の負担はたいしてな
かった。今の時代の研修プログラムのような、講義やカンファレンスもわずか
しかなかった。自由な時間がたくさんあったので、私は１日の多くの時間をＡ
子と過ごすことに決めた。
　しばらくしたら夕食の時間になったが、なかなか食事は進まなかった。別に
拒食というわけではなく、壁と話をしたり泣いたり歌ったりが忙しくて、とて
も食事どころではない、という感じだった。ひと口食べるたびに食事が中断し
た。行動がまとまらないので、食事をボロボロとこぼしもした。看護師さんも
他の患者の看護で忙しいので、Ａ子の世話ばかりはできない。途中からは私が
食事を手伝った。それでも、１時間以上かけて半分ほど食べるのが精一杯で、
それで食事は終了とした。次に、薬を飲んでもらうのだが、これもひと苦労し
た。別に拒薬というわけではないのだが、笑ったり踊ったりの合間に少しずつ
しか薬が飲めない。合間をみては粉薬を少しずつ口に入れるのだが、「苦いよう！」
と言って泣き出したりもする。それでも看護師さんとなだめたりしながら、薬

急性期の関わり① 63

は何とか飲めた。

　薬が飲めたので、後は眠ってもらうだけとなった。ただ、「入院初日は、患者の不安は強いので、患者が眠ったのを確認するまでは帰らぬように」と指導されていたので、しばらくは待つことにした。「今日は疲れたでしょ。早く寝ましょう」と言ったところで眠るはずもなく、壁と会話をして笑ったり泣いたり歌ったりするＡ子を眺めながら、私は保護室の壁にもたれて床に座ってすごした。だが、しばらくして、さすがに内服と注射が効いて来たのか、眠そうになって来た。看護師さんに布団に誘導してもらい、Ａ子が寝息を立てるのを確認して、私の１日の仕事が終わった。

翌日から

　翌朝、出勤すると私はすぐに保護室に向かった。Ａ子は朝食は半分程度手を付けただけで、早速、壁と話をしていた。「おはよう」と声をかけたが、返事はない。私はしばらく、Ａ子が壁と会話をする様子を見守った。しかし、ずっとその様子を見ていても、何もすることがない。「何をしたら良いのだろうか？」と私は考えた。指導医は「一緒に過ごすことから始めなさい」とは教えてくれたが、どうやって過ごせば良いのかは、何も言われなかった。

　「私はなりたてではあるけれども、一応は精神科医だ。精神科医たるもの、まずは何と言っても、患者と面接をすべきではないか」と私は考えた。そこで私は壁と話をしているＡ子の横から話し掛けた。「昨夜は眠れた？」、「何か困ることはないかな？」。当然ながらＡ子からの返事はなかった。二、三話し掛けただけで、私は黙りこくってしまった。もっと話し掛けても、結果は同じであろうと、私にも容易に理解が出来たからだ。こんな時、どうすれば良いか、指導医には教えてもらってはいなかった。

　私は少し考えて、「患者と面接するにしても、それは精神療法というものなんだから、壁と話をしている患者の背後や横から声をかけるのでは、これは精神療法とはきっと言えないだろう」と気付いた。決心した私は、しばらくタイミングを計ってから、Ａ子と壁との間に入り込むことに成功した。そして話し掛けた。「しんどそうだけど、大丈夫かなあ」と。これで会話が出来のではと思った。しかし私の期待は、数秒後にもろくも崩れ去った。Ａ子は壁との間に

入った私などには目もくれず、横を向き、今度は横の壁と話を始めたのだ。

　あっけに取られた私はしばらく立ちすくんだ。しかしそうもしていられない。私は再び壁とＡ子の間に滑り込んだ。するとＡ子は今度は横の窓を向いて、窓と話を始めた。私も負けじと再度、Ａ子と窓の間に入った。するとＡ子は、なんと床と話をし始めた。

　今考えると、「何とバカなことをしていたのか」と思うが、当時の私はそれなりに一生懸命だった。それでも、このような方法がうまくはいかないこと、無理に会話をしようとするのは、むしろ害になる面がありそうであることは、さすがの私にも何となく理解することができた。

　それからと言うもの、私は、保護室の壁にもたれて床に座り、彼女を眺めて時間を過ごすようになった。そして、看護師さんと一緒に食事を手伝ったり、薬を飲ませたりして１日が終わる、という日が続いた。読者の多くは、このような事は看護の仕事であり、医師の仕事ではない、と考えるかもしれない。だが、当時の私は、医師免許はもらいたて、処方も指導医に決めてもらわないと何も分からないという状態であったので、患者と直接接して関わることが出来る時間は新鮮だったし、面倒だと思うことはなかった。「今日こそは、何か少し関係が取れるかもしれない。どうすれば良いだろうか」と考えながらＡ子と接する毎日は、やり甲斐があって充実した日々だった。

　毎日同じことの繰り返しのようでも、少しずつ変化も感じるようになった。外来や他の用事で呼ばれて「じゃあ、またね」と声をかけたり、「じゃあ、今日は帰るからね。また明日、お休み」と言って保護室から私が出て行こうとすると、Ａ子はチラッとこっちを見たあと、壁との会話がひどくなったり、壁にひどいことを言われたのか泣き出したりすることが多くなるのだった。「私や看護師の存在や介入を無視しているかのようでも、実は、誰かがいてくれた方が安心できるんじゃないか、誰もいなくなることは不安なんじゃないか？」と感じるようになった。「人がそばにいることは意味があり、いるだけでも良いのではないか？」と私は考えるようになった。

そばにたたずむ

　「面接をしなくても良いらしい」「そばにいるだけで意味がある」と気づいて

急性期の関わり①　65

からは、私は楽になった。保護室で黙ってそばに居るだけで、何だかつながっている感じがし始めたので、無理に何かをしようとすることはなくなった。ボケーッとしたり、本やマンガを読んだり、精神科薬物療法や脳波所見の付け方の教科書、指導医に勧めてもらった中井久夫先生や成田善弘先生の本を読んだりして過ごした。読んでなるほどと思った箇所は、「音読」してみたりもした。すると、A子がこちらをチラッと見たりすることもあった。

　ただ黙ってそばにたたずむ、ということを積極的にできるようになったら、その上でちょっと関わってみようとすることも私はするようになった。A子が当時のアイドルの曲を歌って踊っている時、私も横に行って、見よう見真似で歌って踊ってみたりした。ただ、数秒単位でどんどん曲が変わるので、ついて行くのは大変だった。数分でクタクタになるので、長くは出来なかった。でも、私が歌や振りを間違えると彼女がチラッとこっちを見る反応も見られるようになった。一緒に歌って踊るのは疲れるので、私は観客側に回って手拍子を叩いたりもした。

　そんなある日、例によって筆者が彼女の傍らでボケーッとしていると、彼女が「やめて！　やめて！」と泣き叫び出した。いつものことなので、同じようにそばにたたずんでいたが、ふと思い付き、意を決した私は彼女と並んで壁に向かって立った。そして、「やめろ！　この人は僕の患者だ。この人をいじめることは僕が許さない。どこの誰だが知らないが、出て行ってくれ。文句があるなら、正々堂々と僕に言え！　この人がこんなに苦しんでいるのが分からないのか！」と壁に向かって言った。A子と壁との会話が止まり、彼女がちょっとびっくりしたような表情でこっちを見た。私もA子に視線を向けた。しっかりと視線が合った。私は嬉しくなりニコッとした。A子も微笑み返してくれた。私が「僕は君の味方だよ」と言うと、A子は笑い、壁との会話を再開した。

　この出来事をきっかけに、A子と会話的にもつながりがかなり取れるようになっていった。A子が保護室から大部屋へ移ったのは、それからもうしばらくしてからのことだった。

　A子は半年ほどの入院で良くなって退院した。入院中の教授回診やカンファレンスでは統合失調症の「典型的な解体型（破瓜型とも言われ、無為自閉と言われる症状が進みやすく、統合失調症で最も予後が悪いとされる型）」だとされていた。退院の頃は意欲減退などもあり、統合失調症の「欠陥症状」とか「無

為自閉」だと言われていた。しかし退院後、「消耗期」を経て元気になると共に、退院後2年ほどで断薬してしまった。しかしそれでも相談事があると時々受診して来た。少なくとも断薬したまま4年ほどは寛解していたことは分かっている。その後の経過は受診がないため不明ではある。

シュヴィング

　シュヴィングとは1900年頃のオーストリアの精神科看護師である。天賦の共感性と人間的な魅力を持っていたと言われている。まだ統合失調症には薬物療法もなく、精神療法も考えられなかった時代に、緊張病性昏迷などの、緊張と恐怖感のあまり固まってしまったような状態で会話も成立しない患者に対して、毎日数時間、ただそばに座って過ごすということから関わりを始め、そばに座っているだけなのに、徐々に患者が彼女を母親のように感じて信頼するようになっていくなどの変化が『精神病者の魂への道』という本にまとめられている。患者のそばにたたずむことから始める方法は、「シュヴィングの接近法」と呼ばれており、精神科看護の基本とされている。

　「会話も成立しないような悪い状態の患者にはどう関わったら良いかのか」を考えてみよう。そのようなとき、患者は言葉を絶する恐怖の中にいる。だから、放っておいてはならない。すぐに病状を改善することはできないとしても、「我々という味方がそばにいるから大丈夫。何とかなる」ということを患者に伝えることが必要である。だがそのような病状の際は言葉は無力あり、これを非言語的に示す必要がある。だからといって、闇雲に強く関わることは、これも侵襲的で非治療的となる。このジレンマの中で、ギリギリの選択としてできること、それがそばにじっとたたずむことだった、と考えることができる。

　筆者が試行錯誤で行なったことは、シュヴィングの接近法そのものだったと思われる。しかし当時、私はシュヴィングを知らなかった。A子がかなり良くなってきた頃に指導医が教えてくれて初めて知った。読んでみて「なるほど、これだったのか」と分かり、それこそ目からウロコが落ちる思いがした。

急性期の関わり①　67

現実世界につなぎ止める

　ある別の統合失調症の患者が、良くなって何年も後になってのことだが、急性期を振り返って次のように話してくれたことがある。「あの頃は、この現実世界から自分が剝がれ落ちて、奈落の底へ落ちて行きそうな恐怖感があった。この世界にしがみつこうとして必死だった。現実にしがみつこうとしていろんな事をやってみたけど、どれもうまくいかなかった。それがみんなから見たら、「狂った病気の行動」だったんだと思う。保護室に入れられた時も、天井から何かが降りて来て、自分に乗り移ろうとしているように感じた。怖くて死にたくない気持ちで暴れて抵抗した。そしたら保護室に入れられたのを覚えている。とにかく自分としては必死だった。周りから怒られたり、説教されたりしても、耳には入らなかった。手が出たりもしたと思う。けど、先生や看護師さんが黙ってそばに居てくれると、この世につながって居られるような感じが少しした」というようなことを話してくれた。実際にはこんなまとまった表現ではなく、もっと断片的でまとまらずに分かりにくい表現だったと思うが、ボソボソと話してくれたこと全体をまとめると内容としては上記のような内容だった。

　A子やこの患者を経験して以来、急性期の精神療法は、糸が切れた凧のように、嵐に吹き飛ばされて行きそうな患者を、現実世界につなぎ止める「ひも」のような役割が大切だと考え、そのように振る舞うことを心掛けるようになった。

保護室使用の良し悪し

　統合失調症の急性期治療においては確かに、保護室を使って周囲からの刺激を遮断した方が、早く落ち着く患者がいる。だが逆に、保護室を使うと余計に状態が悪くなる患者も少なくないように思う。保護室に入れると悪くなるのは、不安や恐怖に圧倒されている状態の患者である。不穏や興奮が強ければ、確かに保護室を使わざるを得なかったりはするのだが、そんな状態にあっても、患者が1人では不安、恐怖、おびえに圧倒されている場合、不穏でも実は誰かそばにいて欲しいと人を求めている場合は、保護室隔離の処遇は、患者の病状を悪化させる可能性がある。孤立無援の不安のために不穏になってしまっている

患者のそばから、寄り添って守ってくれる人がいなくなってしまったら、患者は「現実世界からはがれ落ちる」しかなくなってしまうだろう。

　筆者は尊敬する先輩から次のように教えてもらったことがある。「『統合失調症の人は再発する度に人格レベルが落ちて行く』と言われたりするけど、違うんじゃないか。（保護室を使ってはならない病状の時に）保護室を使うことをするたびに、レベルが落ちて行くんじゃないかと思うんだ」と。

統合失調症の予後

　A子は、たまたま経過の良い症例だったのかもしれない。しかし、他にもいろいろな患者を診る中で、「急性期の時期を丁寧に診ることで、統合失調症の経過はかなり良くなるのでないか？」と筆者は考えるようになった。これは初発の急性期だけでなく、再発の急性期にも当てはまる。再発を繰り返すごとに、悪くなっていくも多い一方、再発の急性期を機に良くなる患者もいる。再発そのものは、確かに避けるべきである。しかし再発して急性期になってしまった場合には、単に失敗と捉えるよりも、「長期経過が良くなるための１つチャンスだ」というくらいに考えて、丁寧に診るようにしたい。それまで、いかにも統合失調症的な気質で、硬くて人を求めないようなタイプだった統合失調症の人が、再発して急性期の圧倒的な不安と恐怖からの回復過程の中で、信頼できる人がそばにいることの安心感を感じるようになり、以前よりいくらか「人なつっこい」タイプに変わっていく人を何人も経験した。まずは病型などによって予後は左右されるものの、「急性期をどう過ごすか」によって予後はかなり変わる、と筆者は考える。予想外に予後が良かった統合失調症の人がいると、「あれは統合失調症ではなかったんじゃないか？」と言われることが多いのだが、これはいかがなものか。

おわりに

　精神科医として初めて受け持った急性期患者と、上記のような貴重な体験をして、統合失調症患者とつながる基本のようなものを学ぶことが出来たことに、筆者はとても感謝している。だが、最近の若い精神科医は、筆者のような経験

をする機会がほとんどないように思えてならない。医師や看護に限らず、すべ
ての精神科スタッフの人に、患者の病状が悪いときほど、そばにたたずむこと
から始めてみてほしい。

〔文献〕

シュヴィング（小川信男、船渡川佐知子訳）『精神病者の魂への道』みすず書房、1966 年

中井久夫『精神科治療の覚書』日本評論社、1982 年（新版、2014 年）

村上伸治『実戦 心理療法』日本評論社、2007 年

第I部　精神療法とは

急性期の関わり②
——少し離れてたたずむこと

急な当直

　私が卒後4年目、その年の師走のことである。その日は忘年会になっていたのだが、朝出勤してみると、急きょ私がその日の当直をすることになってしまった。その日の当直医が急用のため当直が出来なくなり、他の医師も出張などがあり、私が当直をしなくてはいけなくなったのだった。急な当直はよくあることだが、よりによって忘年会の日とは悲しい。準夜勤のために出勤して来た看護師には、「えっ！　今日は先生が当直になったの？　じゃあ今日もまた警察経由の緊急入院があるんじゃないの？」と言われた。「急に代わったんだから、今日は大丈夫ですよ」と言ってはみたものの、胸の中では「何もありませんように」と祈る気持ちだった。忘年会のことは諦めていたが、午後7時頃になって副院長が、「今日は忘年会なんだって？　そりゃあ、かわいそうだ。そうだなあ、夜9時頃までなら私が当直をしてあげるから1次会だけでも行って来なさい」と言ってくださった。これぞ天の助け、ありがたく行かせてもらうことにした。当然、酒は乾杯のビール1口だけにして、後は料理で腹を膨らませて病院に戻るつもりだった。自転車をこいで会場の中華料理屋へ向かった。

忘年会

　さて、少し遅れて会場へ到着してみると、私の席は私と仲の良いベテラン看護師さんの隣であった。これが悪かった。その看護師さん、「先生は当直？

まあ、かわいそうにねぇー」と言いながら、「まあ、乾杯だけでも」と言ってビールを注ぐ。そして、「先生、自転車で来たんでしょ？　ならいいじゃない？」とか言ってさらにビールを注ぐ。「そういうわけにはいかないですよ」と言いつつも、全部は断われない。バカ話をしながら、楽しく時間は過ぎ、気がつくとコップ数杯のビールを飲んでしまっていた。忘年会が終わってみると、断じて酔ってはいない？　ものの、もしかしたら息は少し酒臭いかもしれない。「これはヒンシュクだなあ。今日の当直はバチが当たらなければいいけど。何もありませんように」と呟きながら自転車を走らせて病院に戻った。

入院依頼

　病院へ帰ってみると、果たして悪い予感は当たっていた。病院玄関を入ったところに事務当直者が待っていて、「先生、今先ほどＹクリニックのＹ先生から入院依頼の電話があって、もうすぐ家族と患者さんを連れて来られるそうです」とのこと。Ｙ先生は近くで精神科クリニックを開業している、アルコール依存症の治療に熱心な先生で、夜に往診してそのまま患者さんと当院に来ることがよくあるのだ。ああ何たること。しかし身の不遇、いや不徳を嘆いても仕方がない。「アルコール依存症治療の説得をするとき、もし医者の息が酒臭っから、ほとんどギャグだよなあ。でも患者も酒臭いから、バレなくて済むかもしれない。しかし家族との話はどうしよう。患者のそばに座れば何とかなるかな」などとボヤいた。

　「そうだ、マスクでもしよう」と一瞬思った。だがやめることにした。数日前にも当直の夜に、警官に取り押さえられて受診となった患者がいた。強制入院の判断ができる精神保健指定医の資格を、当時の私はまだ持っていなかった。そのため、指定医当番の先輩医師を夜中に呼んで来てもらった。先輩は風邪を引いていたので申し訳なかったのだが、幸い熱は下がって咳が残ったくらいになっていたので、快く来て下さった。患者は入院説得には応じてくれなかったが、これから医療保護入院というのになるから、ここで治療をして元気になろう、と話すと表情はまだ硬かったが不穏さは落ち着いてきていた。ここで先輩指定医が登場し、簡単に話をして、医療保護入院を決定してくれたら、後は私がすべてするから、先輩にはすぐに帰って休んでもらうつもりだった。だが、

先輩が登場すると、先輩はマスクをしていた。白衣を来てマスクもしている身体の大きな先輩を見た途端、患者は叫んだ。「宇宙人だ！　宇宙人が来た！殺される！」。暴れる患者を警官にも手伝ってもらって5人掛かりで何とか押さえ付け、注射をして、病棟に連れて行くのは大変だった。我々も大変だったが、何と言っても患者に申し訳なかった。我々が刺激したばっかりに、つらい思いをさせてしまった。その日も午前中に保護室で話をした。「手荒なことをして、申し訳なかった。宇宙人に思えたのは無理もない。でもあの先生はとても優しいいい先生なんですよ」と話をしたが、患者は怯えた表情を崩さなかった。というわけで、マスクをする案はすぐに却下になった。

到　着

　てなことを思い出していると、副院長から続報が入った。「今日はアルコールの患者さんじゃなくて、若い女性で初発の統合失調症らしいよ。1年ほど前からY先生が往診で診ていて、本人が受診したこともあるようだが、まだ治療に乗れたことのない患者さんだそうだ。父親への拒否が強くて、今日は父親を全く家に入れない状態で、家の中で物は壊すわ暴力は振るうわの大暴れになって、Y先生にSOSの電話が入ったんだそうだ。一応今、女子閉鎖病棟の保護室を用意するように指示をしたところだから」とのこと。ガーン。何たること。

　そうこうする間に玄関に車が到着した。それとほとんど同時に近所に住むY先生も自転車でやって来た。両親が降りてきて状況を教えてくれた。本人は後ろの座席にいて、車から出て来ようとしないのだと言う。そこでまずY先生と話をして情報を確認する。私はYからの情報提供をひたすら黙って傾聴した。Y先生は酒の臭いには人一倍敏感だ。声は出さず、Y先生に向かって息を吐かないように気をつけた。Y先生の判断としては、今までは両親の受診や往診などで何とかやって来たが、今日はもう入院やむなしじゃないか、と言われる。「じゃあ、行ってみましょう」とY先生が私を車へと誘う。私も渋るわけにもいかず、仕方なくY先生と車へ向かい、二人で恐る恐るドアをあける。

急性期の関わり②　73

出会い

　彼女は反対側のシートに身を埋ずめながら、硬い表情でこちらをにらみつける。そして彼女は叫ぶ。「悪魔は立ち去れ！　悪魔同志、みんな殺し合え！」どうやら周りの人間はすべて悪魔に見えているらしい。これはかなりの幻覚妄想状態である。妄想気分も強そうだ。彼女の剣幕にＹ先生と私は身を引いて少し車から離れ、二人で腕を組んだ。Ｙ先生も私も困った表情になる。Ｙ先生は、いかにしたら診察させてもらえるかを悩み、私は、いかにしたら診察をせずに済むかを悩む。二人同じ表情で悩む。Ｙ先生が再び声をかけ、車の中に手を差し伸べる。仕方なく私も一緒に手を差し伸べるが、声はかけず息を止める。すると、いきなり蹴りが一発、私の胸に入った。結構きつく入った、はずだった。だが、なぜだか予想したほどには痛くない。二人で車から少し離れると、彼女が自分から車を降りて来た。

　私とＹ先生はあっけにとられて立ちすくむが、副院長は冷静で、「こちらが当直医の村上先生です。あちらの診察室に来ていただけますか」と声をかける。私は息を吐きたくないので、無言で会釈をする。すると硬い表情ながら、彼女が歩き始め、病院玄関のすぐ奥にある診察室に入って行くではないか。これはまずい。みんなは驚いて喜ぶ表情を見せる。私は複雑な表情になる。そして、みんなが私を見る。「さあ、診察を始めろ」という目だ。仕方なく私も後について診察室に入った。すると私が振り返る間もなく、無情にも、誰かが診察室のドアを閉めた。こうして私と彼女、二人にとって苦しく長い診察が始まった。

離れて座る

　彼女は診察室奥のすみにある椅子に座り、私は反対側の入口側のすみにある机の前の椅子に座った。診察室はやや広く８畳ぐらいの広さなので、両者は部屋の対角線のすみの位置に離れて座った形になる。さすがに不自然に離れた距離だった。しかし彼女がその距離を詰めて私に近づくことは決してなかったし、彼女の病状として出来るはずもなかった。そして私も簡単に近づくと彼女をおびやかすことになる雰囲気を感じたし、そもそも私は私で近づけない事情があった。少なくとも、マスクをしないでいたのは正解だった。こんな状態の彼女

にとって、突然に目の前に現われた白衣の男がマスクなんぞをしていたら、それこそ悪魔以外の何者でもないだろう。

　彼女は硬い表情でうつむいていた。私は吐息が彼女へ行かぬように机の方を向いて息を殺した。何か言葉をかけよう、と思ったが、言葉が思い当たらない。改めての自己紹介も白々しい。そもそも、いきなり車に乗せられて病院なんぞに連れて来られて、診察室に入れられて、そんな時の気持ちを汲める言葉がそう簡単にあるわけがない。第一、言葉を発すれば息を吐くことになってしまう。私は沈思黙考した。というか、ひたすら呼吸をしないように努めた。様々な言葉が、私の頭の中に現われては消えていった。だが考えはまとまらなかった。頭がうまく回らず、「やっぱりビールは断るべきだった」とか、「杏仁豆腐は食べとけばよかった」ぐらいしか考えが出て来ない。いろんな考えが駆け巡った。でもその点では彼女も同じだったのかもしれない。きっとあらゆる感情や思考が、まとまりなく駆け巡り、頭の中が騒がしい状態だったに違いない。

　私は彼女に対して横を向き、しかし彼女を視界のすみに置きながら言葉を考えた。考えあぐねた。そして結局、いい言葉をかけることは諦めた。簡単にかける言葉もない程しんどい状況をこちらが理解していることを、沈黙を保つことによって伝えるしかない、と開き直ることにした。

沈　黙

　長い沈黙が続いた。しかし、私としては不思議とイライラしたりすることはなかった。診察室の外では両親やY先生が、診察の行方を固唾を飲んで見守っていたと思う。だがそういうことも全く気にはならなかった。普段の診察だったらこんなに沈黙を守ることは私もできないだろうし、患者もできなかったであろう。だが彼女の場合は何時間でも沈黙になるくらい、極まった状態であったし、私は私で、酒のせいで沈黙せざるを得ず、だがまた酒のお陰で沈黙をあまり気まずく感じなくて済む状態であった。

　どれくらい時間が経っただろう。30分ぐらい経っただろうか。私の頭にふと言葉が浮かんだ。「しんどそうだね」と私は呟いた。ため息混じりに出た言葉だった。彼女に向って息を吐くわけにもいかず、私は相変らず机を向いたままで言ったのだから、ほとんど独語だった。すると少ししてから、何と、彼女

急性期の関わり②　75

が視界のすみで小さくうなずいた。意外だった。なるほど、それまで酒を飲んだのを後悔していたが、実はそれが良い方向に作用しているようだ、と気づいた。しかし次にかける言葉が更に難しい。また沈黙になった。しばらく考えた末、私は独語を続けることにした。彼女にとっては、直接自分に向かって言葉が投げかけられることは強烈すぎるように思えた。私は沈黙を挟みつつ、机に向かって一言ずつ呟いていった。

「今のあなたは相当しんどいんだろうなあ。」沈黙。「僕も医者として、何とかしてあげたい」沈黙。「あなたとしても何とかしようと必死なんだと思う」沈黙。「でもこういう時は、頑張っても一人じゃうまく行かないと思うよ」沈黙。「もし薬と注射の助けをかりれたら、だいぶん楽になれると思うんだけどなあ」沈黙。「でもねえ、いきなり注射させろって言われてもねえ……」独語を続けると、彼女が時々うなずいているが視界のすみで見えた。半信半疑でしばらく沈黙を続けた。かなりしてから、「もし、注射させてもらえたら、そしたら今日は入院せず、すぐ帰ってもらえるから」とつぶやいた。彼女がまたうなずいた。

さらに沈黙を置いてから、私は診察室を出た。Y先生と両親に説明した。Y先生は毎日往診してでも診ると言われた。それから注射を用意した。注射器を持って診察室に戻ると、さすがに彼女の表情が再び険しくなった。「その注射をあなたにしてあげます！」と大きな声が出たりした。でもしばらくの沈黙の後、彼女は自分でベッドに上がり、看護師が行なう注射を素直に受けた。注射の後、彼女はベッドの横にしゃがみ込んだ。私はそのすぐ傍らで、カルテを書いていた。カルテの記載はしばらくかかったが、ずっと彼女はしゃがんだまま沈黙が続いた。

カルテ書き

やっとカルテを書き終えて、診察室の外へ手招きしたが、彼女はしゃがんだままだった。私はY先生と両親に話をしながら、彼女が診察室から出て来るのを待った。しかし彼女は一向に出て来なかった。Y先生が入って行き「さあ、帰ろうよ」と声を掛けたが、彼女は動かなかった。今度は母親が迎えに行った。母親が手を引こうとしたが彼女は動かなかった。まるでここから出たくない、

と言っているようにも見えた。母親が困惑して更に強い力で引こうとするので、私は母親に話し掛けた。「今すぐだと、お父さんの顔を見るだけでまた興奮してしまいそうなんでしょう。だから、少し自分が落ち着けるまでのタイミングを測っているんだと思いますよ。ちょっと待ちましょう」

私は彼女を診察室に一人にしてあげようかとも思ったが、私がそばに居た方がよいと考え、おもむろに別の患者のカルテを数冊持ち出して、彼女のすぐ傍らで再び机に向かって書き物をすることにした。たまたま、書かねばならない入院証明書が何枚もたまっていた。ドアの開いた診察室で彼女はしゃがみ込み、その横で私が書き物をしている、という光景がしばらく続いた。

30分ほど経っただろうか。私が数人分の証明書を書き終えた頃、再び声をかけに入って来た母親に連れられて、彼女は診察室を出た。そして私やY先生に軽く会釈をし、両親と共に車で帰って行った。Y先生によればその後の彼女は、なかなか大変だが何とか入院はせずにやれている、とのことだ。

おわりに

これは私が卒後4年目、今から20年以上も前の出来事である。私のその後の臨床に大きな影響を与えた出来事だった。自分にとって宝のような体験だから忘れまいとして、日記のような形では記録していたが、執筆して表に出すことはできないでいた。当直のときの飲酒など、表に出せるわけはない。それゆえ、本稿を読んで気分を害する人がいても当然であり、それについては弁解の余地はない。ここにお詫びする。申し訳ない。だが、私は彼女から、切迫した状況の時ほど「時間の余裕が大切であること」、「自分の気持ちの余裕が大切であること」、「相手を脅かさない距離とは?」など、様々なことを教えてもらった。そしてこれは滅多に出来ない貴重な体験であり、多くの人に知ってもらうことが役に立つのではないかと思うようになった。

本稿は、『統合失調症のひろば』創刊号に寄稿させてもらった、患者と保護室で過ごした日々を記した「急性期の関わり―そばにたたずむこと」の続編である。続編としてなら、趣旨を理解してもらえると期待して、恥を忍んで書くことにした次第である。急性期患者に対する「シュビング的な関わり」としては、本稿と前稿の2つの体験が私の臨床の基礎となっている。シュビング的な

関わりについての解説は前稿で行なっているので、両稿を一緒に読んでいただけると幸いである。

第I部　精神療法とは

統合失調症における
治療合意へのプロセス

はじめに

　統合失調症に限らず、疾病を治療する際には「治療の合意」ができていることが前提となる。だが、医療において本来不可欠であるべき「治療の合意」が、統合失調症においては困難であることが少なくない。これまで、古今東西、あらゆる精神医療従事者が治療合意に苦慮し、また多くの患者が「治療の必要性」の元に、強制的に治療を受けるという辛い体験を強いられてきている。そして近年、精神医療においても「インフォームド・コンセント」が重視されるようになり、治療合意はさらに重要な事柄になっている。本稿では、「古くて新しい」問題である、統合失調症における治療合意へのプロセスについて改めて考えてみたい。

出会い

　統合失調症患者に我々治療者が出会う時、出来ることなら、苦しんでいる患者にとって、その苦しい状態から脱していく援助の助けになる「味方」の1人として出会いたい。だが実際には、苦しむ患者をさらに苦しめる「敵」の1人だと思われてしまうことが残念ながら少なくない。中井は、統合失調症急性期の治療を登山における「下山」に例えている。治療者は「山頂」で患者と出会い、家族と共に下山の同行者となる。そして、治療者、患者、家族の三者が「呼吸を合わせること」が最大の予後決定因子だとしている。[1]

79

患者との出会いにおいては、まずは「敵ではない」ことを分かってもらえるようにすることに全力を上げたい。その努力は、かなりの時間や労力を要したとしても、そして一見ムダに終わったように見えても、必ず報われると「妄想的に」確信しておきたい。これをいい加減にしたり怠ったりすると、後々に膨大な不毛な時間や年月を費やすことになってしまう。

　実際の出会いの場面では、まずは丁寧な挨拶と自己紹介から始めたい。これをバカにしてはならない。イライラしている患者、診察室を歩き回っている患者、幻聴と会話をしている患者、怒鳴っている患者、おおよそどんな患者でも、丁寧な挨拶と自己紹介をすると、こちらに視線向けてくれる。恐縮した態度を示す人もいる。それだけで普通に話ができるようになることも多い。多くの患者は、そのようにちゃんと扱ってもらっていないことが多い。不穏な状態に対しては、治療者の「落ち着き」が最も鎮静力がある[2]。

　その上で、本人が困っていることについて尋ね、まずはじっくり傾聴し、患者の「気持ちを汲む」ことに努めたい。周囲の者の対応の不当さや、自分の正しさ、病気ではないこと、そして妄想など病的な体験、などを懸命に話すこともあるだろうが、まずは傾聴に努めたい。自分の話を遮らずに話させてもらっていない患者が少なくない[4]。

　その際、患者の話を単に「了解不能」と考えてしまうと「気持ちを汲む」ことは困難になってしまう。妄想内容は了解不能であっても、妄想を持つ人間の苦悩は了解不能ではない。その苦悩に焦点を当てた時、妄想患者は自分の気持ちが汲まれたという感じを持つ。患者といかに「押し問答」に陥らないで対話を展開してゆくかが精神療法のコツの1つである。中立的態度で、驚きを交え、自分の判断は保留すると明言しつつも、「君がそう考えている事実」を尊重し、そのような秘密を語ってくれた事を感謝する、という態度が良い。と中井は述べている[2]。この時の中立的態度とは「開かれた態度」であり、「開かれた」とはハムレットがホレイショに言うセリフ「天と地の間には……どんな事でもあり得る」という態度である[1]。

　患者に症状について尋ねる際は、いきなり精神病的な症状についての話をすると、「病気か病気でないか」の押し問答になってしまいやすい。それよりまず、患者が苦しんでいる事柄に焦点を当てたい。「私は困っていることは何もない！」と述べる患者は少なくないが、「申し訳ないが、今のあなたを見て、元気で幸

せそうだとは思えない。とても苦しそうに見える。あなたが本当に元気で今が幸せなんだと言われるなら、私が言うことはただのお節介なのかも知れない。でも、やはり、私には今のあなたは苦しそうに見える。つらそうに見える。あなたが本当に元気でゆったりと生活できるようになるために、手助けできることが私にはあるように思う。苦しいことについて、もう少し教えて欲しい」などと話して、治療合意のきっかけに幾らか役立ったことがある。

　いきなり精神症状についての話をするのは性急な場合も多いので、そういう場合には、身体の話から始めると良い。体調や食欲、眠れているかなどの質問には抵抗なく答えてくれる患者が多い。精神科医ならば、せっかく医師であるのだから、身体の話題を積極的に用いたい。例えば、往診などの際、警戒の姿勢を崩さない患者も、「まあ、とりあえずちょっと血圧を測らせて下さい。脈も見させてね。あ、ちょっと血圧が高めですね。塩分を摂り過ぎたりしてませんか？　食事はちゃんと摂れていますか。カップ麺が多い？　確かにカップ麺は塩分が多いんですよ。自分で作れるのはカップ麺くらいしかない？　なるほど、御免なさいね。できたら普通の食事を食べたいですよね。うちの診療所に通っている人でね、週2回だけどヘルパーさんに来てもらっている人がいますよ。食事を作ってもらってね、温かい御飯とおかずが食べられるんですよ。……」などと身体の心配しながらの話ならしてくれる人が多い。

　このようにして、患者の「気持ちを汲む」ことに努めることが大切であるが、同時に患者の訴えに振り回されない態度も必要である。中井は、「ここでは、ヒューマニストらしい態度よりも、ゆるぎない医師の判断として対する方が患者の困惑ははるかに少ない。支離滅裂な多弁状態にある時も、『同時に多数の問題が押し寄せて来て、処理し切れなくなっているのではないか？』と尋ね、『自然に消える問題もあるかもしれないから、問題に振り回されずに待ってみよう』と包括的提案をする方が重要である[2)]」と述べている。

服薬や入院への導入

　治療への導入については、結局は服薬や入院についての話にならざるを得ないであろう。だがその前に先に述べた、訴えの傾聴や身体の話などを通じて、我々が敵ではないことを分かってもらうことが必要である。それが出来ていれ

ば、後の話は概ねスムーズに進むが、それができていなければ、話は進まない。それゆえ、服薬や入院についての話題を急がないことが大切である。治療導入を慎重に行なう必要のある患者であるほど、服薬や入院の話に進む前の、患者の気持ちを汲む作業に十分な時間と労力をかけておきたい。

入院や服薬の説得について、星野は次のように述べている。「まず、入院の説得にはいくらでも時間をかける心づもりが重要だろう。半日かける気持ちでいればずいぶんと余裕がもてる。そのための時間を作っておくことが肝心である。説得とは『医師を信用してもらう行為』であるはずで、『患者に病気を認めさせる行為』であってはならないだろう。押し問答になってはすべてがぶち壊しになるからである。患者に潜在する苦悩・苦痛、疲労、気分の窮屈感や不眠などを話題にすることが合意を得る突破口になることが少なくない。身体診察には穏やかな鎮静作用がある。説得に病識の欠如は障害にならないと言って良いと思う。入院を条件に取引はしない。彼らは医師を信用すれば実に潔く入院する。長時間かかるだろうと思われそうだが、実際は1〜3時間で済む場合が多い。入院の合意が得られれば服薬の合意も容易である[3]」。

また、中井は次のように述べている。

「患者が赤や黄色やその他さまざまな色の得体の知れない化学物質を飲みくだすことは、医学あるいは医者への、考えてみれば途方もない信頼である」「服薬に伴なう不安は精神科の場合、特に無視できない。まさに不安の軽減こそ、薬物を処方する第一の目的だからである。いかなる幻覚であれ、妄想であれ、大きな不安の上にのっかってはじめて患者への脅威になる。不安のない幻覚はない[1]」、「統合失調症治療の基本的標的は、不安、恐怖、孤独であって、決して幻覚妄想ではない[3]」、「医師が、まず本人の苦痛やと戸惑いに焦点を当てて話し合い、身体診察を行なってのち、いまの状態の行きづまりを解消するには薬物の助けを借りる必要があること、その薬物としてさしあたり自分はこれこれのものを選ぶこと、その危険はこの量では取り返しのつかぬものではないこと、そして人によっても違うが、もし効けば服んでから何分後には今の状態は消える代わり、一時、物が考えにくいような苦しい状態を通るかも知れないこと、しかしそれは一時的で、（例えば）1時間後には恐らく今よりは楽な、自由な状態になっているだろう事、また逆に無効ならまだ色々な候補の薬があるので決して失望する必要のない事、を告げると非常に効果は変わってくる。そして、

82

「具合の悪い事から先に話してくれるように」と付言する事も必要だろう[1]。

症例 1

　20 代前半の男性。2〜3 ヵ月ぐらい前から、外出して歩いていると、何となく人の視線を感じるようになった。振り返っても特に誰が見ているというわけではないのだが、何となく見られている気がようになった。そうこうする内に家の中でも誰かから見られていると感じるようになった。押し入れを開けてみたり、窓を開けてみたりするのだが、特に誰もいない。彼は親に相談した。「家の外に居ても、中に居ても誰かに見られていると思うんだけど」と。それを聞いた家族は当然の如く、「何を言っているの。気のせいよ」としか言わなかった。彼が反論しても親は一笑に付した。彼は「自分が苦しいのに分かってもらえない。人に言ってもムダだ」と考え、もう誰にも相談しなくなった。

　「何でこんなことになったのか？」、原因を彼なりに考えた。「俺、何か悪いことでもしただろうか」と。そう言えば 1 年ほど前、自転車でコンビニへ行った時、自転車が倒れかけて隣に止まっていた黒塗りのベンツに少しコツッと当たったようだったけど、別に傷も付いてなかったけど、もしかしたらあれが、と思ったり、そう言えば高校生の頃、悪い仲間と一緒に万引きを何回かしたことがある、それが今ごろ？　とか考えた。説明の付く原因は思い付かなかったが、原因を考えずにはいられなかった。視線が刺さるように感じるため、彼は家の自分の部屋から外にはほとんど出なくなり、1 人でさらに考えた。そして最終的に彼は 1 つの結論に到った。「何らかの組織が、俺の命を狙っている」。そうとしか、考えられなかった。「気のせいよ」と言っていた親も、「組織に命を狙われている」と言われると、「これはおかしい。病院へ連れていこう」ということになり、母親が無理矢理本人を連れて来ての受診となった。

　診察室のドアを開け、「○○さん、どうぞ」と私が呼ぶと、彼と母親が診察室に入って来た。彼はドアから診察用の椅子のところまで歩いて来て、椅子に座る直前で立ち止まり、次のように言った。「おっと先生、言っておくけど俺は普通だぜ。俺は頭はおかしくなんかないぜ。精神科の医者になんか話すことはないよ。おかしいとしたら、この母親の方がおかしいんだ。先生、俺よりもこの母親を見てやってくれ」。そう言って立ち去ろうとした。私が「今日は、

統合失調症における治療合意へのプロセス｜83

ここに来られたのはどういうことで？」と尋ねると、「俺はただ無理矢理連れて来られたんだよ」と言った。

　ここで、「連れて来られたなんていう事はどうでも良いから、あなたとして何か困る症状があるの？」と尋ねることもできたであろうが、それは彼をいきなり病人扱いすることになる。彼を、まずは患者扱いせずに話してもらえるアプローチはないかと考えた。「無理矢理連れて来られて困っている」というのであるから、これを主訴としてアプローチすることにした。

〈無理矢理連れて来られたの？　それは困るよね。いったいどうしてまた無理矢理連れて来られることになんかなったの？〉
「俺はこんな所、来たくなんかなかったんだよ」
〈じゃあ、お母さんが病院に行こうって言ったの？〉
「そうなんだよ。俺の事をおかしい、って言うんだよ」
〈どんなことを、お母さんはおかしいって言うの？〉
「どこに行っても、ジロジロ見られているって言うのに、分からないんだよ」
〈ジロジロ見られている？　どんな風に見られるの？　まあちょっと坐ってよ〉

　こうして、彼は上記の「病歴」を私に話してくれた。「精神科医に話すことなどない」と言っていた彼が、どんどん話してくれたので、少し拍子抜けしたが、これは彼の話をまともに聴いてあげる人が今まで全く居なかったからであろうと思われた。

　だが、受診までの経緯をひと通り話したところで、我に返ったように表情を変えた。「やっぱりまずい」と思ったのか、彼は立ち上がり、後ずさりするようにドアに近づいた。

「じゃあ、そうわけで俺は病気じゃないから」
〈もしもし、どちらへ行くの？〉
「警察に行くんだ」
〈警察？〉
「昨日も電話して、命が危ないから保護してくれっていったのに、相手にしてくれなかった。だからこれから警察署に行って、もう一度直談判してくる」

84

〈まあ、ちょっと待って。今の君の話を聞くに、すごく苦しい思いをしているんじゃない？　まるでプライバシーが一切無いみたいなものじゃない。でしょ？　それを誰にも分かってもらえないまま我慢してきたんでしょ？　それは苦しかったでしょう。ただね、これから警察に行ってもね、昨日、相手にしてくれなかったように、今日また行っても、君は怒られるかもしれないし、バカにされるかもしれないし、それこそ『病院へ行け』なんて言われるかもしれない。君が辛い思いをして来たと分かった僕としてはね、怒られたりバカにされると分かっていて、『頑張って行ってらっしゃい』とはとても言えないよ。君はもう十分苦しんでいる。十分つらい思いをしている。もうこれ以上、傷つきに行く必要はない。警察に行くのはちょっと待とう〉

　私がそういうと、彼は向こうを向いたままうつむいて押し黙り、「誰も分かってくれなかった。いつ殺されるか分からないのに」といって泣き声になった。

　〈いつ殺されるか分からないんだから、そりゃ怖いよね。そんな状況じゃあ、夜もおちおち眠れないんじゃない？　でしょ。でも眠れないのが続いていたら、神経は疲れてしまって余計にピリピリして敏感になる。神経が研ぎ澄まされて行くと、それこそ本当の病気になってしまう。だから、病気にならないためにも、僕は今日少しの薬を処方するから、それを飲んでみよう。そして、敏感さを少し抑えてから、これからどうしてゆくのが良いか考えていこう。神経の敏感さを抑える薬だから、少しは眠気も出ると思うけど、眠くて起きられないほどきつくはしないから。薬飲むのが怖いのなら、ここで１錠を試しに飲んで、しばらく休んでから帰っても良いから。ね？〉

　こんなやり取りの後、彼は通院と服薬に同意してくれた。彼はちゃんと通院し服薬をしてくれた。若干の眠気とだるさ程度の副作用は出たが、薬の効果が現われ、症状はよくなっていった。

　以上がこの事例の概要であるが、本例については、良くなっていっただけでなく、もう１つ大切なことがある。それは、彼は通院しつつ、診察の際には毎回、私に言っていたことがある。彼は、毎回、私の手を握らんばかりに迫り、すがるような目で私を見ながら、「先生、俺、病気じゃないよな？　病気じゃないよな？　なあ先生？」と尋ねていたことである。患者が通院し服薬も始め

たからといって、「この患者、やっと病気であることを認めたんだな。よしよし」などと考えたら大間違いなのだと、彼から教えられた。

症例2

　50代の女性。3年ほど前から、「夫が浮気をしている」「夫が別の人間に入れ換わっている」などと言うようになった。まず夫が1人で精神科に相談に行った。対応した医師は本人を連れて来るよう夫に依頼したが、本人は強く抵抗した。本人は夫に攻撃的になるだけでなく、幻聴とののしり合う独語も始まり、言動自体もまとまらなくなった。普通なら強制的な入院が必要だろう思われたが、主治医としては強制入院はできれば避けたいと考え、往診をすることにした。数回往診したが、治療や服薬の合意はとても出来ず、仕方なく、夫や看護師と一緒に押さえ付けて、抗精神病薬のデポ剤を注射した。デポ剤とは、1回筋肉注射をすると2週間程度効果が持続する注射薬である。注射は非常に有効で、症状は良くなった。だが、内服に切り替えての継続はできず、数ヵ月すると、再び同様の状態になってしまった。主治医は再び往診し、本人に「悪魔！」とののしられながら、デポ剤の筋肉注射を再び行なった。今度も注射によって症状は落ち着いた。しかし、治療の継続には到らず、数ヵ月後、再び同様の状態になってしまった。主治医は悩んで思案した結果、私が勤務する病院に入院を依頼した。夫は親戚数人と共に無理矢理本人を車に乗せて、病院に本人を連れてきた。

　彼女は地味なトレンチコートをまとい、硬い表情のまま診察室の椅子に背筋を伸ばして座った。誰かと会話しているような独語を認めた。私とは視線を合わせず、幾つか質問しても本人は答えてはくれないので、本人を前にして夫が今までの経緯を説明した。夫の説明を聞きながら、私は時々彼女に「そうなのですか？　違っていたら教えて下さいね」と話し掛けた。夫の説明の後、彼女に幾つか質問したが、彼女は黙っていた。「今のままでは、あなたも苦しいばかりでしょう。気持ちにゆとりを取り戻して、再びまた家で元の平和な生活に戻ってもらえると思いますから、入院をしましょう」と言って入院を勧めたが、「私は病気なんかじゃありません！」とだけはっきり言い、再び黙ってしまった。しばらくの説得の後、「私は医師として、今のあなたの苦しそうな状態を放っ

てはおけないと考えます。今日のところは私の医師としての判断で、入院して頂きます」と述べ、医療保護入院とした。薬については、入院してから徐々に服薬を勧めてゆく方法もあったが、思案した末、外来診察室で、前にも効果があったデポ剤の筋肉注射を行なうことにした。彼女は入院や注射の説明には返答はなく、注射は嫌がりながらも特に抵抗することはなく注射を受けた。そして看護師に促されると入院する閉鎖病棟に歩いて行ってくれた。興奮などはなかったので保護室は要さず、大部屋（3人部屋）に入ってもらった。

　病室に案内された彼女はコートを着たまま、窓側を向いたままベッドに坐った。私は病室を訪れ、背後から声を掛けた。「無理矢理の入院になってしまい、申し訳ない。だけども、必ず元の普通に過ごせる生活に戻れると思うので、しばらく我慢してして下さい」などと話し掛けたが、彼女は窓を向いたまま、返事はなかった。

　これまでの治療歴からすると、デポ剤の注射は行なったので、今回の急性期の病状も良くなるだろうと予想はできた。乱暴なことを言えば、「注射さえすれば、あとは放っておいても良くなる」と考えることも出来た。だが、「注射したら良くなった」を数回繰り返した結果が今回の入院だった。注射をしたことで今回も良くはなると思われるが、その良くなる過程がどのようなものになるかが、今後の彼女の予後を決めることになると思われた。私は、入院後数日間の良くなってゆく過程への関わり方で「勝負」することにした。看護スタッフには、デポ剤の注射を既にしたので、内服処方もするが服薬の説得はせず、配膳する食事の脇にそっと置くだけにすること、無理に会話をしようとせず、身体を心配する形で関わるようにお願いした。

　入院となったのは、昼過ぎだったが、彼女はコートを着たまま、ずっとベッドに坐っていた。再度訪室し、体調などを尋ねたが返事はなかった。体調も心配だと言って促すと、看護師による体温、血圧、脈拍などの測定には拒否はなかった。コートを脱ごうとはしないため、血圧はコートの上から測定した。数時間して、夕食の時間となったが、配膳された食事には見向きもせず、彼女は坐ったままだった。私は再度訪室し、身体の具合を尋ねた。返事はなかったが、私は彼女と少し距離を取って丸椅子に坐った。そして、彼女と同じく窓の方を向き、窓を見ながら黙って過ごすことにした。10分ほど傍にいただろうか。しばらくして私は腰を上げ、困ることがあれば何でも看護師に言って欲しいこ

統合失調症における治療合意へのプロセス｜87

と、後でまた来ることなどを告げて詰所に戻った。消灯の時刻になっても、夕食はそのままで、彼女は同じ状態だった。私は再度訪室し、しばらく黙って傍らに坐って過ごし、眠れそうかどうか、身体がしんどかったりはしないかどうか、などを尋ね、明日の朝にまた自分が来ること、などを告げて帰った。

翌朝、病棟へ行くと、彼女はコート姿で同じく坐ったままだった。だが、看護師に話を聞くと、夜中は、ウトウトして船を漕ぐ状態が数時間あったとのことであった。その日も、彼女はコート姿のままで、病院食にも手を付けなかったが、看護師が身体を心配して促すと、水分だけは摂るようになった。私はその日も何回か訪室した。「ろくに眠れていないのではないか心配である」などを話し掛けたが、同じく返事はないので、また、傍に坐って外を見て過ごした。窓から景色を眺めながら、彼女の心境を想像した。そして、「相当に疲れているのではないか。何かが起きないかが心配なら、我々が見張っているから、とにかくゆっくり休んで欲しい」などと声もかけたが、例によって返事はなかった。このように私は、1日数回、彼女の傍らに坐って過ごす時間を作った。そして、その日の消灯時も彼女はコート姿で座ったままだった。

さらに翌朝、病棟へ行くと、彼女はコート姿のまま、腰から下はベッドの端に坐ったまま、上半身は横へ倒れる形でベッドで眠っていた。昼前に目が覚め、看護師の勧めで初めて病院食に手を付け食べた。看護師や私の声掛けに「はい」程度なら返事をするようになった。その夜、彼女は初めて布団に入って眠った。

さらに翌朝、病棟へ行くと、彼女はコート姿ではなくなり、既に室内着に着替えていた。朝食後の薬も飲んだとの事だった。私が訪室すると、こちらを向いて御辞儀をした。私の方が少し面食らった。その日からの彼女は、まるで別人だった。看護師の関わりにもお礼を言うようになった。病棟の日課にも徐々に加わるようになった。数日で他の患者とも話をするようになった。あっという間に病棟の中での「模範的」な患者となった。もっと病状の重い患者の困った言動にも腹を立てたり嫌がったりせず、他の患者をいたわるような言葉や態度も見られるようになった。診察の際も、「ありがとうございます」と述べる彼女の丁寧な対応に、何だか私の方が恐縮してしまい、私も「いつもありがとうございます」と言うようになっていた。

数日ごとに面会に来ていた夫も、病状の軽快に喜ばれ、入院1ヵ月くらいで、初回外泊をしたが問題なく過ごした。早く退院したいなどは不思議と言わなか

った。経過はすこぶる順調だが、あまり早期の退院は私としてはまだ心配で、外泊を繰り返しながら、3ヵ月ほどで退院となった。退院後は、自分から律儀に通院し、長い待ち時間にも文句一つ言わず、「先生も大変ですね」と優しい言葉を掛けてくれる患者となった。

おわりに

　自験例2例を提示すると共に、治療合意へのプロセスについての私見を述べ、その元となった、中井、および星野の文献を引用させてもらった。統合失調症の治療導入においては、その後長期に渡って患者が治療を受けることを考え、多少の「お節介」的な強引さはあっても良いから、全体としては「柔らかな」導入を心掛けたい。もちろん、強制的な介入で始めざるをえない場合もしばしばあるが、その場合でも単に力で押し切るだけではなく、強制介入の後からでも良いから、治療合意へ向けて摸索していくプロセスを患者ごとに考えていく姿勢を常に持っていたい。

〔文献〕
(1) 中井久夫『精神科治療の覚書』日本評論社、1982年（新版、2014年）
(2) 中井久夫『中井久夫著作集2巻 治療』岩崎学術出版社、1985年
(3) 星野弘『分裂病を耕す』星和書店、1996年（新編、日本評論社、2017年）
(4) 村上伸治『実戦 心理療法』日本評論社、2007年

第I部　精神療法とは

統合失調症治療における
身体へのアプローチ
——中井先生から学んだ私の作法

はじめに

　精神科医として、臨床家として、中井久夫先生から学んだことは数限りないが、その中の1つが身体へのアプローチである。本稿では、私が「中井先生から学んだ私の作法」として、「統合失調症治療における身体へのアプローチ」について考えてみたい。

負の心身症としての統合失調症

　精神的ストレスが強くかかったとき、我々人間が示す反応は、大きく2つに分けられる。1つ目は身体で反応するパターンである。例えば、上司に怒られてばかりいる人が、胃潰瘍になるとか、下痢になるとか、血圧が上がるとかいうパターンである。このパターンがいわゆる「心身症」と呼ばれるパターンである。2つ目のパターンは精神で反応するパターンであり、眠れなくなるとか、イライラするとか、気持ちが落ち込むようになるとか、被害的になったりするパターンである。人によって身体に出やすい人もいれば、精神に出やすい人もいるが、どちらかが優位にしてもストレスが強くなれば両方に現われるのが普通の人である。だが、統合失調症の人は、身体に現われるというパターンに乏しいことが多く、これを中井は指摘して統合失調症は言わば「負の心身症」だとし、「ストレスをまず身体で受け止めるという段階が跳びこえられていることが、分裂病を苦しいものにしている」と述べている。

統合失調症の臨界期

　統合失調症の人は、精神的ストレスが身体に現われるパターンが少ないと述べたが、統合失調症にも身体症状が強くなる時期がある。それが発病前の時期と急性期の終わりの時期であり、この時期を中井は「臨界期」と名づけた。自律神経の乱れを中心とした様々な身体症状によって身体が翻弄されるかのような時期が、急性精神病の入口と出口に存在する。発病過程の臨界期は程度も軽いことが多く、医療者によって観察されることが少ないが、回復過程の臨界期は程度も顕著で入院中の病棟で観察されることが多い。中井による症例記載を読むと、精神症状だけでなく身体症状や身体的な変化をいかに詳細に観察しているかが分かる。私を含めて多くの精神科医が、中井による身体観察の繊細さに驚き、身体観察の重要さを教えられたのではないだろうか。中井の症例記載を読んだ私自身、「統合失調症とは『脳』だけの疾患だと思っていたが、脳を含めた全身疾患ということなのだろうか」と感じたのを覚えている。

重篤な身体疾患と統合失調症の回復

　統合失調症の臨床に関わる者であれば、統合失調症の患者に身体合併症が起こり、内科の病棟に移らないといけないくらいの状態となった場合、その身体合併症が回復してみると、精神症状も良くなっていた、という経験を何度もしていると思う。例えば、抗精神病薬の副作用の1つである悪性症候群は、高熱や振戦、多汗による脱水、重症になると意識障害や腎障害なども起こり、命にかかわることもある。その際は我々精神科医も内科医になった気持ちで、点滴などの身体的治療に専念することになる。だがその際、興奮などの精神症状のために身体的治療ができないという事態は少ない。意外なほど、患者は身体的治療や看護を素直に受け入れてくれる。服薬などの精神科治療を拒否していた患者も、身体的治療や看護は受け入れ、自ら求めたりする。そして、身体状態が落ち着いてみると、精神症状についても落ち着いていることが多く、統合失調症が寛解していた、ということすらある。

統合失調症治療における身体へのアプローチ | 91

サリヴァン

中井は統合失調症についてサリヴァンに依拠することが多いが、身体への注視についても同じである。ハリー・スタック・サリヴァンは、まだ抗精神病薬のなかった時代に統合失調症に高い治療成績を上げたと言われている。

サリヴァンは著書『現代精神医学の概念』の中で、精神科医が患者に協力を求めて良いこととして、第1に「辺縁的な身体感覚を意識すること」、第2に「辺縁的な思考に意識を向けること」、第3に「心に浮かぶあらゆる事を速やかに述べること」を挙げている。

中井はこの第1項目を「実に臨床的な意義があり、彼が第1に挙げただけのことはある」と述べている。そしてこれが本稿の主題である。

統合失調症患者の入浴嫌い

慢性期の統合失調症患者に関わる者なら、入浴を嫌う患者がいかに多いことか、そして入浴してもらうのにいかに苦労するかをご存知だと思う。その理由については、横田による優れた考察があるが、基本的には横田も指摘する「安全保障感のなさ」がその中核にあると考えられる。

患者が入浴を拒否する場合、「ならば、タオルで体を拭きましょう」と清拭を提案しても、「着替えだけでも」とお願いしても拒否されることが多い。それだけではない。入浴を嫌う患者は、身体診察も嫌ったり怯えたりすることが少なくない。便秘があるので腹部の触診をしようとしても嫌がったり、診察に従っていても、緊張のために腹筋に力が入っていて、腹部の触診にならなかったりする。

入浴を嫌がる患者を説得して何とか入浴してもらったことも数多くあるが、湯船に漬かっている患者の様子を見ると、お湯を楽しんでいる様子はない。我々が普通に感じているお湯の心地良さなどは全くない様子で、まるで毒液に漬けられているかのように身を固くして耐えている患者が多い。

そういう患者は、入浴以外でも「心地良い身体感覚」がないようにみえる。肩の緊張が強い患者も多く、私が肩を優しく揉んだりしても、「気持ちいい」と言ってくれる患者はおらず、「もういいです」とか、必死で「ありがとうご

ざいます」とか言うくらいである。言わば、外界と触れること自体が恐怖になってしまっている。

「お湯の心地良さがわかるかどうか」を私がよく話題にしていたところ、私のある患者は、「入院した頃（急性期）には湯船に漬かっても、まるで自分の身体が脂のようにお湯を弾いてしまっていた。退院する頃になってから、お湯に身体が馴染む感じが出てきたんです」と教えてくれた。それから私は、入浴の苦手さは外界への安心感を端的に表わしていると感じるようになった。

入浴というと、「機械的に体を洗う」という感じになりやすいが、温泉であれば「お湯に漬かってゆっくりしましょう」と勧めやすい。ある通院患者は、入浴は仕方なく何とかするものの、入浴を嫌っていた。そこで、「温泉は昔から湯治という方法があるように、精神的な病気にも良いものだから、ぜひ温泉に行きましょう」と私が勧めるうちに、家族に伴われて県内のあるひなびた小さな温泉に時々行くようになった。「温泉に漬かったら、お湯が体に染み込む感覚を味わいましょう。お湯の心地良さが分かるようになりましょう」「お湯に包まれている、守られているという感じが分かるようになりますよ」などと指導しているうちに、「お湯の心地良さ」が徐々に分かるようになったと言うようになった。その変化に従い、腹部診察や肩を揉まれたりすることへの怖さは徐々に減じ、肩を揉んでもらうと気持ち良いとも感じるようになった。それとともに統合失調症的な硬さも次第に減っていった。温泉が好きになった患者、つまり「心地よい身体感覚を感じるようになった患者」は、外界への恐怖感や他者に触れられることへの拒否感も減り、統合失調症の回復が進むと私は感じている。

重篤な身体疾患の効用

先に挙げた、重篤な身体疾患に伴う統合失調症の回復については、様々な考察がなされているようだが、私としては「それまで、まるで精神のみで生きていて、身体がないかのような状態であった患者が、身体疾患によって自己の身体性が歴然となり、精神性よりも前に出て、健康な身体感覚が目を覚ますからではないか」と考えている。そして、重篤な身体疾患の状態では、食事から排泄まで看護者による全面介助になったりする。自分は為すすべなく自己の身体

統合失調症治療における身体へのアプローチ | 93

を看護者という他者に委ねる形となり、身体処置や介護のために自己の身体が1日中看護者に触れられ、守られる体験をすることになる。強烈な身体感覚と、それを恐怖ではなく、暖かい人の手に触れられ守られる体験をしっかりすることになる。それが統合失調症を回復させるのではないかと私は考える。

　特別な身体疾患でなくても良い。抗精神病薬によるパーキンソン症状が強く出て、歩行も困難になり、流涎（よだれ）がひどくで食事もままならない状態になり、身体介助の日々が続いた後に、統合失調症が軽快する例もしばしば経験する。これは副作用が強く出始めたこと自体が生物学的機序として良くなり始めた徴候なのかもしれないが、身体看護への拒否などで看護がなされなかった例では回復しにくく、十分な身体看護が行なわれた例で、回復が起きやすい印象がある。

　確かに副作用や身体合併症は起きない方が良いことなのだろう。だが、統合失調症として不安定な状態が続いている患者の場合、副作用が強く出たり、身体合併症が起きたりすると、私は「チャンスが来た」と感じる。そしてそれが実際に回復につながることは少なくない。

私の作法

　精神科病院に長期入院しているような慢性の統合失調症患者に対する私の作法を以下に述べる。可能ならば毎日でも病室に行き、その際は必ず聴診器を持参する。患者に挨拶をし、今日の調子を尋ねる。そして精神症状も尋ねるが、身体の様子をより詳しく尋ねる。身体の調子や状態を言葉で表現できない患者が少なくない。患者の大半は便秘のために下剤を飲んでいるので、便通だけでなく、お腹の調子、お腹の感覚を尋ねる。そしておもむろに腹部診察をさせてもらう。その時は、便秘の診察だけするのではなく、内科において腹部症状がある患者をゼロから診察するつもりで、毎回丁寧に腹部全体を診察したい。腹部の触診をしながら、圧痛はないか、気持ち悪くならないかかなどを尋ねてゆく。腹部の聴診も丁寧にする。「お腹は結構ゴロゴロ言ってますよ」と説明したら、ある患者は「大丈夫ですか？」と不安がった。そこで、「大丈夫、これはお腹がちゃんと動いているということです。ほら、ちょっと聞いてみて」と言って、聴診器を患者の耳に付け替え、自分のお腹の音を聞いてもらった。自

分の胃腸が動く音を初めて聴診器で聞いて、最初は怖がる患者もいるが、じきに慣れるようになる。「これがあなたのお腹の音です。あなたが起きていても眠っていても、お腹はしっかり仕事をしてくれています。これがあなたのお腹であり、あなたの体です。あなたの味方ですよ」などと私は説明する。

　腹部だけではない。体のどこかに痛みがあるなら、そこに手を触れるようにしたい。発熱がありそうなら、体温を測定する前に患者の額に手を当て、自分の額に手を当ててみて、「熱がありそうだ」とか「なさそうだ」とか呟きたい。時間があれば、肩や背中など、筋肉の凝った部位がないか探し、患者を脅かさない範囲で揉んでみたりもしたい。

　ただ、私は男性なので、女性患者には身体診察を男性同士のように安易にすることは注意を要する。女性患者の場合は看護師に診察の介助をお願いしたり、便秘患者には看護師による腹部マッサージをお願いしたりする。

　このような身体診察の際、はじめのうちは怖がったり緊張して体を硬くする患者も多いが、毎回しているうちに患者は慣れて来る。私が病室へ行くと、自らお腹を出して腹部診察を求めるようになる患者もいる。診察に慣れると、肩の筋肉や腹筋の緊張も徐々にほぐれてくるので、身体診察は一層しやすくなる。当初は私の手が触れた部位が緊張していたが、次第に私の手が触れた部位ほど緊張が緩むようになる。診察による全身リラクゼーションのようなつもりで身体診察をしたい。

　これらの身体的な変化が起こると、それと並行するように精神的な緊張や漠然とした恐怖感なども和らいでくる。特に、身体診察時に身体全体を医師に委ねてくれるようになると、統合失調症の回復が明らかに一歩前へ進むように感じる。

現実との生ける接触としての身体

　身体へのアプローチは医師による身体診察や看護による身体看護に留まらない。リラクゼーションやストレッチ、ヨガ、臨床動作法、各種レクレーションなど、様々な活動や介入が健康な身体感覚を目覚まし得る。さらに、医療的な介入に留まらない。日常的な身体的関わりとしても家族の存在は重要である。肩を揉んだり指圧をしたり、マッサージをしたり、爪の手入れなど、家庭での

日常生活の中に治療的になりえる要素はたくさんある。私は例えば、「お父さん、こんど息子さんと温泉に行ったら、互いに背中を流し合うのを是非してみて下さい」とお願いしたりする。

ただし、これらのことをただ機械的にさせるだけでは治療的とは言えないし、無理矢理させたのでは、外界への恐怖感を増悪させて反治療的になってしまうことには十分な注意を要する。大切なのは、安心できる身体感覚や外界との心地良い接触感覚を育むことであるからである。上記のようなアプローチが奏効しない場合は、そのやり方では安心感や心地良さが育めてないと考えるべきである。

ある患者は、急性期には「自分がこの世から剝がれ落ちて奈落の底に落ちてしまいそうで怖かった」と話してくれた。ユージン・ミンコフスキーは統合失調症の基本障害を「現実との生ける接触の喪失」だと捉えたことで知られているが、それをそのまま表現したような体験である。我々と現実とを繋ぎ止めている最も確かなもの、それは身体である。

おわりに

統合失調症の治療において身体へのアプローチは非常に重要なのに、ともすれば見過ごされている。診察においてはまずは毎回、丁寧な身体診察をすることから始めたい。統合失調症のために自己から弾き出されてしまった身体を診察し、手を当て、丁寧に扱い、患者に自己の身体に気づいてもらい、自己の一部として位置づけ直してもらうために。

おまけ：中井久夫著作ベスト３

1. 『精神科治療の覚書』（日本評論社、1982 年、新版 2014 年）
    中井精神医学の幅広さと深さがわかる。まず１冊ならこれ。
2. 『分裂病と人類』（東京大学出版会、1982 年、新版 2013 年）
    医学を超えて「疾患」の意味を考えさせてくれる希有な本。
3. 『こんなとき私はどうしてきたか』（医学書院、2007 年）
    中井精神医学の到達点としての英知が凝縮されている。

〔文献〕

中井久夫『精神科治療の覚書』日本評論社、1982年（新版、2014年）

横田　泉「統合失調症の人はなぜ入浴が苦手なのか」『統合失調症のひろば』創刊号、163-170頁、2013年

ハリー・スタック・サリヴァン（中井久夫、山口　隆訳）『現代精神医学の概念』みすず書房、1976年

ユージン・ミンコフスキー（村上　仁訳）『精神分裂病─分裂性性格者及び精神分裂病者の精神病理学』みすず書房、1954年（改版、1988年）

第Ⅱ部

思春期と発達障害

第Ⅱ部　思春期と発達障害

不登校の理解と対応

はじめに

　文部科学省は、「何らかの心理的、情緒的、身体的あるいは社会的要因、背景により、登校しないあるいはしたくともできない状態にあるために年間30日以上欠席した者のうち、病気や経済的な理由による者を除いた者」を「不登校」児童生徒と定義している。なんともわかりにくい定義である。だが、これは言ってみれば仕方がないことだとも言える。病気でもなく、お金がないわけでもないのに、なぜが学校に行かないまたは行けない子が増えたてきたことから、「不登校」という概念が生まれたからである。「理由がよくわからない」ことが不登校の定義みたいなものだからである。文部科学省は長期欠席児童を理由別に病気、経済的理由、不登校、その他の４つに分けており、平成20年度だと小学生では病気と不登校がどちらも約４割程度だが、中学生では７割半が不登校である。そして、小学生の0.3％が、中学生の3％程度が不登校であり、中学生では１クラスに１人いる計算になる。さらに、不登校状態が継続している理由は７つに分類されており、多いものから順に、①いつくかの原因の複合、②不安など情緒的混乱、③無気力、④あそびや非行、⑤学校生活上の影響（生徒や教師などとの人間関係など）、⑥その他、⑦意図的な拒否、となっている。

　以上は文部科学省のデータであり、大人が考えた分類である。本人が自ら「僕は不登校だ」とか「行けない原因は心理的なものだ」などと言ってくれることはまずない。確かに、思春期の例だと、学校に行けない理由を自分で理解して

話してくれるようになる例はあり、その理由のほとんど心理的な理由である。
「誰にも言えなかったけど、実は学校でイジメられている」という例も時には
あったりする。だが、小学生などでは、学校へ行けない心理的な理由を当初か
ら本人が気づいている例はとても少ない。ほとんどの例では、本人もなぜなの
かわからず、「身体の症状が出るから行けない」という形を採ることが多い。

事例１　小学４年生男児

　今までは元気に学校に通っていたのだが、２ヵ月前から学校へ行く時間にな
る頃から腹痛が始まり、休みがちとなった。そして、１ヵ月前からは全く学校
へ行けなくなった。今日も学校は休む、ということになったらその後は腹痛は
軽減する。昼過ぎになり、今から学校へ行っても仕方ない時刻になると、腹痛
はほとんどなくなる。そして、土曜日、日曜日など学校がない日は腹痛はあま
りない。母親が小児科に連れて行き、診てもらったが、身体的には問題ないと
言われて、本人を精神科に連れて来た。

　　筆者：学校は楽しいの？
　　本人：楽しい。
　　筆者：自分としては、学校に行きたいのかな？
　　本人：うん、行きたい。
　　筆者：自分としては学校へ行こうと思うんだけど？
　　本人：お腹が痛くなる。
　　筆者：お腹が痛くなるのが治ったら、学校へ行けそう？
　　本人：行く。

　とまあ、こんなやり取りになることは結構ある。本人は腹痛が治ったら学校
へ行けると思っている。筆者に向かって本人が「お腹が痛くなるのを治して下
さい」と泣きながらお願いする例すらある。なんとも痛ましい。

登校拒否？　学校恐怖症？

　親が学校へ電話をして本日の欠席を伝えると、明らかに症状が軽快したり、
土日には症状がなかったりすると、これは心理的な要因が強いと考えてまず間

不登校の理解と対応 | 101

違いないだろう。だが、「心理的なものだろう」と言われても、特に小学生では本人はピンと来ないことがほとんどである。こんな場合、腹痛を抑える内科的な薬が有効であることは少ないのだが、腹痛が薬でかなり改善したとしても、登校できるのは一時的で、もっと強い腹痛、または別の症状が出現し、やっぱり登校できなくなるという経過をとるのがほぼお決まりのパターンである。

　こういう事態について我々精神科医や心理の専門家は、「本人も気づいていない本人の本音が、本人が気づいている自分の気持ちや考えとズレてしまっている」のだと考える。つまり、「本当は学校へ行くことによって何かしんどいとかつらくなる何かがあるのだが、本人がそれに気づいておらず、頭では学校へ行こうとする。だがそれは心にとってはとても苦しいことなので、身体に症状を出すことによって、登校を阻止し、自分の身を守ろうとしている」と理解する。だから、叱られて無理矢理登校させられたり、強力な薬などで「自分を守る症状」を消されたりすると、もっと強い症状を繰り出して、何とか自分を守ろうとすることになる。

　そういう視点で見ると、登校しようとする「頭」や周囲と、引き止めようとする「体」が、壮絶なバトルを繰り広げている、という事例は現実には非常に多い。そして、「体」側が劣勢になると、もっとすごい症状が次々に出現する。まるで戦場を見ているようで、「ちょっと待って、泥沼のバトルは止めて、ちょっと休戦しましょう」と言いたくなる。このバトルはいくらでもエスカレートするし、バトルがいくら続いても良いことにはならず、「国破れて山河あり」みたいなもので、本人の心身は共にボロボロになって行くからである。

　さて、「不登校」は、かつては「登校拒否」と呼ばれていた。さらに以前には「学校恐怖症」という用語もあった。本人が登校を拒否しているわけではない例が多い、などの理由によって「不登校」と呼ぶようになったらしい。だが前述の、「頭と体のバトル」の例などでは、体はまさしく登校を「拒否」している。また、登校しようとすると、体の症状ではなく、強い不安症状が出るなど、「学校恐怖症」と呼ぶのが最も適切だと思える事例も少なくない。

バトルよりも観察を

　上記のバトルは本人の中の「頭 vs 体」のバトルだけではない。多くの場合、

親がこのバトルに参加している。参加どころか、バトルの主役であることも多い。親がバトルに躍起になっている間は、本人もバトルをやめることができない。教師やカウンセラー、医師などが親をなだめても、「我が子を何とかしてあげたい」親としては、そう簡単にはバトルをやめることができない。遂には、親は半狂乱、家庭は毎日が修羅場、という事態すら生じる。我々が休戦を提案しても全く考慮されず、「親がバトルに疲れ果てるまで、待つしかない」と感じる例もある。ただ、親がバトルに疲れた頃には、本人はそれこそボロボロになっている。

「バトルになっているかも？」と感じたら、できればバトルになる前に、まずは冷静に観察したい。とりあえず本人に「学校に行けないのはどうしてだろうか？」と尋ねてみても良い。だがこの場合、本人を責めるニュアンスがあると百害あって一利なしなのは言うまでもない。「学校の何がどうだったら、行きやすいだろうか？」と尋ねても良い。だが、これでわかりやすい回答が得られるのなら、誰も苦労はしないし、こんな事態にはなっていない。

その上で、事態を冷静に観察したい。先に述べた、「休日はどうか？」「曜日によって違うか？」など始めとして、症状がどんな要因に左右されているかを観察する。症状を左右する要因が少しでも見つかれば、それは解決へのヒントとなる。例えば、「授業中と休み時間、どっちが苦しいか？」「通常授業の日と、テストの日、行事の日などで違いはないか？」なども参考になる。本人には責められる対象ではなく、一緒に謎解きをする協力者になってもらいたい。

思春期以降

小学生の場合は、腹痛などの身体症状の形を摂りやすい。だが、高校生など思春期以降の例では、身体症状は主役ではなくなる例が多くなる。はっきりと「学校には行かねーよ！」とか、何を尋ねても「うるせえ！」と怒るなど、「言われた通りにはしない／できない」行動を示すことで、身体症状が不要になっていると理解することが出来る。体の症状に代わって、落ち込む、無気力、イライラしている、機嫌が悪い、すぐ怒る、不安がる、手首を傷つける、などの精神的な症状が目立ちやすい。

そして、親が躍起になると、これらの精神症状が強くなるだけでなく、「頭

不登校の理解と対応 | 103

vs 体」のバトルから、「本人 vs 親」という本当のバトルのパターンが生じる。親が強い行動に出るほど、強い反発や反抗が起こる。親が強権的に対応した結果、「家庭内暴力」に発展する例も少なくない。そして、「母親が肋骨を骨折した」というような事態が起こると、今度は親がビビってしまい、息子がぶちまける怒りの発作に親がビクビクする毎日、ということにもなりかねない。

　男子の場合は暴力になりやすいが、女子の場合は「自傷」になりやすい。女子なら力づくで「学校へ行かせてみせます」という親が時にいる。だが、バトルの結果、娘が毎日手首をバサバサ切り血がドロドロ流れる、という事態になると、ほとんどの親は腰砕けになるか白旗をあげることになるだろう。

　反発や反抗など、自分の外とのバトルになる例はまだマシなのかもしれない。もっと厄介なのは、バトルが内在化して、「親の期待に沿えない自分はダメ人間」などのように自分で自分を責めてイジメるようになることである。抑うつや自傷パターンになる方が対応はむしろ難しくなる。

事例2　高校1年生男子

　不登校になって以来、反発や反抗はないが、昼夜が逆転し始めた。親は、夜に眠れないから朝が遅くなると考えて、筆者に睡眠薬の処方を求めた。筆者は「効かないと思う」と説明して断わったが、親が強く希望するので、本人の了承を得た上で、睡眠導入剤を少量処方してみた。やはり変わらなかった。本人が言うには、睡眠導入剤を飲んでもなかなか眠くはならず、結局眠くなるのは明け方で、今度は薬の効果が残るためか、午後になっても眠くて起きられず、夕方までねてしまうのだと言う。親は「もっと効果が早く現われて、後で眠気が残らない薬はありませんか？」と筆者に懇願した。そういう睡眠薬の使い方は、いわゆる睡眠薬依存になりやすい使い方であることを説明すると、さすがに睡眠薬での解決は言わなくなった。だがそれでも親は「何か良い方法はないんですか？」と筆者に迫った。

　そこである実験をしてもらうことにした。彼の兄は遠方の大学へ行っており、母親は仕事をしていない専業主婦で、父親は交代勤務だった。そして、来週からはしばらく夜勤勤務がしばらく続くのだと教えてもらった。筆者は提案をした。「済みませんが、お父さんの夜勤勤務に合わせて、家族全体で昼夜逆転し

てもらえませんか。そうすれば、夜ですけど、家族が起きている時間に本人も起きていることになりますし、家族の会話もしやすいでしょうから」と。

　真面目な両親は、筆者の言った通りに家庭全体で昼夜逆転の生活を始めた。さあ、それでどうなっただろうか。何と、彼の生活リズムが動き出し、彼だけが日の出と共に起床し、日の入りと共に就寝する生活になったのだった。つまり、彼の生活リズムは確かに昼夜逆転していた。だがそれは、お日様に対しての逆転ではなく、家族に対する逆転だったのである。

　その頃から彼は筆者にボソボソと話すようになった。「昼間に起きていても、親の視線が体に突き刺さる。家族が寝静まった後、やっと自分で何かしたり、考えたりする自分の時間が持てるようになった」と。このように、思春期で親との本格的なバトルを避けたいと思う優しい子は、時差を使って対立を避けようとする。

登校刺激

　登校を促すような刺激を本人に与えることを「登校刺激」と呼んでいる。「不登校の専門家」と言われるような人でも、登校刺激については、「必ず行なうべきだ」とする考えから、「絶対にダメ」とする考えまで、様々な主張があり、本人や親、そして教師などが「どうしたら良いのか？」と当惑することが少なくない。

　確かに、小学生の場合、いくらか登校刺激をかけることによって、登校し始める子が結構いる。そして、そのまま何事もなかったかのように、登校を続ける子もいるのは確かである。だが、思春期になってから、再び登校しなくなると、前回うまくいったはずの登校刺激は多くの例で効かなくなる。強い拒否や反発、反抗という形でしっぺ返しをくらう、ということになることが少なくない。

　不登校に専門的に対応する医師の中でも、小児科医は小学生の相談を受けることが多いので、「適切な登校刺激は必要」と考える人が多い。一方、登校刺激への反発や反抗で、こじれてしまい、家庭内暴力や自傷など対応がかなり難しくなってしまった思春期例の相談を受けることが多い精神科医は、「登校刺激は避けましょう」と述べることになる。

不登校の理解と対応 | 105

専門家の見解の相違にはこのような、「相談を受ける事例の違い」もあることは知っておいて良い。不登校の原因がはっきりわからないにしても、上述したような冷静な観察とそれに基づく分析や理解のないまま、強い登校刺激をかけるような介入は、とてもうまくいくとは思えない。

　筆者は大学病院の精神科で仕事をしているので、受診する人は無理な登校刺激でこじれてしまっている例が多い。だが近年、「登校刺激は良くない」と世間が思うようになったせいか、登校刺激をほとんど受けていない例にも時に出会う。そういう場合は、筆者が登校刺激をしてみたくなる。実際に試しに軽い登校刺激をすることもある。だがその場合、当然の事ながらまず本人に「学校へ行きなさい、って怒られたことはあるの？」「言われたらどんな気持ちになる？」「怒られたら仕方なく学校へ行けそうな？」などを尋ねてみる。こういう質問への返答や反応自体が貴重な情報になる。その上で、「叱るくらいに『学校へ行きなさい』と親が強く言った方が、しぶしぶでも学校へ行けるようになる人もいるんだけど、君としてはどう思う？」「それとも、強く言われるくらいなら、別の事をして欲しい、ということとかがあるだろうか？」「分からないなら、一回、お父さんから強めに言ってもらってもよいだろうか？　ただこれは実験だからね。苦しくなったら無理だと言ってね。僕からも、やめましょうって言うから。いいかな？　じゃあ、試しにやってみますか」などと話をすることはある。これくらいのやり方なら、登校刺激の害はかなり少なくなる。

事例３　中学２年生男子

　原因がわからぬまま、２ヵ月前から全く登校しなくなった。「働かざる者、喰うべからず」という信念を強く持っている父親は、「学校へ行かないのなら、飯も食わさない」と言って登校を迫った。それから彼は昼夜逆転して自室に引きこもり、夜に１人で外出するようになった。ある日、近所の人が血相を変えてやって来た。「近所の公園にビリビリに破られた手紙のようなものが落ちていました。継ぎ合わせて読んでみると遺書でした。びっくりしました。そして最後の署名の部分も継ぎ合わせみると、どうやらお宅の坊っちゃんの名前のようなんですよ。見て下さい。これです。いやあ、本当にびっくりしました」と近所の人は言った。それから母親が注意して観察すると、彼の首にアザのよう

なスジがあるついていることがわかった。それ以来ようやく父親は、強権的な対応をとらなくなった。

対　応

　さて、不登校が始まったとき、実際にはどう対応すれば良いであろうか。今まで述べた通り、こうすればうまく行く、などという方法はないことをまず肝に銘じるべきである。不登校の当初は身体症状を伴うことが多いので、本人も身体症状に不安があるなら、小中学生なら小児科、高校以上なら内科を受診してみるのはまず1つの手である。小児科や内科の受診なら、本人が強く拒否したり、本人を傷つけることは少ない。受診の結果、身体的なものが否定的だとされたら、恐らく何らかの精神的なものだと考えられる。その小児科や内科から心療内科や精神科を勧められたら、紹介してもらうのも1つである。だが、これは本人が嫌がるのが当然である。本人の納得や同意のないまま、心療内科や精神科に連れて行くことは避けるべきである。診察でもろくな情報が得られず、診察の成果は親子関係の悪化と引きこもり、ということになりかねない。

　特に思春期以降の、中高生や大学生については、本人とよく話し合うことが最も大切である。不登校の原因や解決法は、すぐにはわからなくて当然であるが、「次にどうするか、どこに相談に行くか。して欲しくないことは何か」などは、本人と話し合うことが出来る事柄である。最初から変に登校刺激をかけて、話し合えるチャンネルを失ってしまうと、本人の意向を確認しながら事を進めることができなくなり、親がする対応すべてが本人の感情を逆撫でにするというパターンになりかねない。「なぜなのか？」はわからなくても、「どうしてゆくか？」は話し合うことができる。「どうしたいか」「して欲しくない事は何か」を自分でも考え、自分の意見を作り上げてそれを人と相談する、ということを繰り返して「練習」する中で、やっと自分の中にある様々な想いに気づいたり、言葉にできるようになる可能性がある。

　教室に入ることはできなくても、保健室や相談室なら行くことができる子もいるので、これについては提案してみて、本人の意見を聞くと良い。小中学校であれば、「適応指導教室」などを活用するのも良い方法であろう。「今日は登校できるのか？」を毎日気にしながら親も本人もピリピリしているのはお互い

不登校の理解と対応｜107

にとって良くない。だが、適応指導教室を本人が嫌がることも多い。特に親が
「適応指導教室へ行くことは敗北である」と考えていたら本人は絶対に行こう
としないのは当然であろう。筆者は今まで何例か、実家の祖父母のところに「疎
開」させることで、元気になった例を経験している。祖父宅で農業を手伝いな
がら元気になった例などがある。ただこれも、祖父母に相当の理解と忍耐が求
められる。「なぜ行かないのか？」という視線攻撃にさらされるのなら、疎開
の利点が無くなってしまう。

　中学や高校で、スクールカウンセラーや精神科校医などが定期的に来校して
いるなら、相談してみると良いだろう。本人自身は「俺は行かない」と言うこ
とが多いだろうが、「あなたの事が心配だから、私が母親として相談に行くか
らね」と言えば、「勝手にしろ！」と言うことはあっても、「絶対行くな！」と
言うことはまずないだろう。スクールカウンセラーや校医の来校がない学校な
ら、保健室や相談室の先生が、その地域の適切な相談機関を知っているはずで
ある。

　相談に行った場合、「親が相談に行った結果、自分の苦しい状況が少しでも
良い方向へ向いた」と本人が感じるようになることが肝要である。本人は自分
が非難されないか非常に気にしてしているので、例えば親が相談に行き始めて
から、親がガミガミ言わなくなったり、バトルのエスカレートがなくなれば、
「親が相談に行ってくれて助かった」と思うであろう。「じゃあ自分も相談に行
こうか」と思うのも遠い日ではないかも知れない。「相談なんか行くな！」と
言っている場合も、相談で親がどんな助言を受けているか、本人はとても気に
なっている。「カウンセラーの先生がね、本人の言い分をよく聞きなさいと言っ
てたわよ」とか「カウンセラーの先生に何か伝えたいことはない？」などと
話し掛けると、本人が結構話してくれることがある。しばらくは、親が伝令の
役を果たす形で相談を続けるのも方法である。親が伝令役を続けるうちに、「伝
言ゲームじゃらちが明かない」と言って本人がやって来た、という展開も筆者
は経験がある。

　ここでも本人の気持ちを確認しながら事を進めることが大切である。相談す
ることそのものよりも、相談することをネタにして、本人との話し合いが豊か
になってゆくことの方が大切であると言いたいくらいである。

後になって

　長く不登校を続けたる本人が、後々になって当時の自分について筆者に語っ
てくれたことが数例ある。多くは、「今でもなぜ行けなかったのかわからない。
でも、今考えると、あの時は、とにかく『前へ進む』ことができなかったんだ
と思う。とにかく『ちょっと待って！』という感じだった」というようなこと
を語ってくれた人が多い。筆者が「親や周りの人にはどうしてもらいたかった？」
と尋ねると、「無理矢理学校へ行かせようとされるのは、とにかく嫌だったし、
腹が立ったし、やめて欲しかった。でも、その後、今度は手の平を返したよう
に一切何も言われない時期になると、『俺はもう、見捨てられたんだなあ』と
思った。自分はこのままダメになるだろうなと思った」というような内容を教
えてくれた例が多い。「ああしろ」「こうしろ」と散々強権的なことをしておい
て、ダメだと感じると「もう知らない！」と言って見捨ててしまうような対応
は、最も避けるべき対応だと思われる。

おわりに

　不登校が起こる時期は、小中高校生、大学生の時期であり、病気であろうが
なかろうが、障害を持っていようがいまいが、発達し、成長していく時期であ
る。不登校となったが、その中で何かを考え、何かを得て成長していく人がい
る一方、周囲の冷たい視線の中で自分を守るために引きこもらざるを得ず、空
しさをゲーム等で紛らわすばかりの「時間が止まったような」空間に居続ける
人もいる。不登校は、その悪い面ばかり考えてもキリがない。いっそのこと、
不登校になったからには「豊かな不登校」「明るい不登校」にできないかと考
えたらどうだろうか。
　筆者は親御さんに、「お母さんとしては何とか学校へ行かせたいんですよね。
そして、私というこの医者なら、何とか行かせてくれるだろうと思うんでしょ
うか？　でも済みませんが、人の行動をいじって変えさせるようなことは、私
にはとてもそんな能力はありません。他人を変えることは出来ません。お断り
します。でも、自分で自分を変えることは出来ます。『我が子が不登校でも笑
顔が絶えない家庭にしたい』『親子で楽しく不登校したい』『不登校くらいへっ

不登校の理解と対応　**109**

ちゃらだと思えるような自分になりたい』と思われるなら、相談に乗ります。お手伝いしましょう。そしたらそのお母さんの変化に反応して本人が変わる可能性はあります。他人を変えることは出来ませんが、自分が変われば、それに影響を受ける人が変わる可能性はあります。どうですか？」と話すことがある。実際、「不登校児という頼りになる留守役がいるのだから、ご夫婦で温泉にでも行くというのはどうですか？　お土産を買って帰り、『あなたのお陰でゆっくりできたわ』と礼を言いましょう。叱って険悪な雰囲気の家庭が続くよりよっぽど良いと思いませんか？」と勧めたりもする。

　一方、本人にはよく、「今の君の、中学へは行けない状態はまだしばらくは続くと思うんだ。それでね、しばらく学校へは行かなくて良いとしたら、何かしたいこととか、行ってみたい場所とかはないだろうか？　学校へ行っていないからと行って、楽しむことや好きなことをする資格がないと思う必要はないんだから。何なら僕からお母さんに頼んであげるよ。お母さんのため息を聞くのはつらいって言っていたでしょ。それくらいなら、お母さんも、君がどこかへ行って、楽しそうとか元気そうなのを見るほうがずっといいと思うんだ」、などと話をする。筆者は、不登校そのものよりも、不登校の二次的な害をできるだけ防ぎたいと思っている。

〔文献〕
　青木省三『思春期の心の臨床―面接の基本とすすめ方』金剛出版、2001 年（新訂増補版、2011 年）
　村上伸治『実戦 心理療法』日本評論社、2007 年

第Ⅱ部　思春期と発達障害

思春期心性とこだわり

健康なこだわり

　テレビを見ていたら、「あなたのこだわりは何ですか？」という街頭インタビューをしていた。ある男子高校生は「僕のこだわりはですね、納豆を食べるときって、お箸で納豆を混ぜるじゃないですか。混ぜれば混ぜるほど粘りが出るじゃないですか。だから何分もかけて、徹底的に混ぜます」と述べていた。「美味しいですか？」と問われて、「美味しいんですよ」と笑顔で答えていた。筆者は彼の話を微笑ましく思って見ていたものの、本当に何分も混ぜていたら、さすがにペースト状になってしまわないかなどと心配になった。だが本人は「これがいいんですよ」と自信たっぷりで、自分のこだわりを公に発表できたことにご満悦な様子だった。

　世間では「こだわり」と言うと、「こだわりのラーメン屋」「こだわりの手作りカバン」など、良いイメージで使われやすい。この場合の「こだわり」は「優れた匠の技」の意味が付加されるようだ。先の男子高校生の場合は「優れた匠の技」の意味にまではならないとしても、本人が何かを極めようとして頑張っているというニュアンスを含んでいる。健康なこだわりは、本人としてそれを極めようとしていたり、楽しんでいたりするだけでなく、「人と違う自分ならではのもの」として、自信や自己肯定に関係しているように思える。

111

体重へのこだわり

　そして、思春期青年期の精神科臨床においての「こだわり」を考えてみる。すると、摂食障害における体重のこだわりがまずは頭に浮かぶ。

　女子高校生が「やせ」を主訴に受診した。身長155cm、体重29kg。見るからにガリガリだが、本人は「やせ」ているとは思っていない。ただ、さすがに最近は身体のだるさを感じるようになったため、親に説得され、しぶしぶながら受診したのであった。話を聞くと体重へのこだわりがかなり強かった。当時ではまだ珍しい50g単位で測定可能なデジタル体重計を購入していた。そして体重は朝夕眠前の3回は必ず測定する。土日は昼にも測定する。そして、体重が減るのは良いが、増えるのは絶対に嫌なのだと言う。知っての通り、体重には日内変動がある。これは食事もあるが発汗など水分の出入りが主な要因であり、起床時が最も低くて夕方くらい最も高くなりやすく、変動幅は夏場だと1kgくらいになったりする。その当然の日内変動であっても、彼女は体重が増えることは許せなかった。体重が100g増えただけでもパニックになった。朝から昼への体重増加を抑えるためにカロリーだけでなく水分摂取を制限していた。そして夕方から明朝までの体重減少は容認する。そうすると、毎日体重が減っていくことになる。食べる物についてはもっとこだわっていた。彼女の主食はワカメだった。どんぶりにワカメを山盛り入れ、ノンオイルドレッシングをかけたものを彼女は主食として食べていた。栄養価とカロリーを考慮して、最適だと考えたのがワカメだったのだと言う。

　どうしてそこまで体重に拘るのかを尋ねてみた。すると、「体重が減るって嬉しいじゃないですか」「頑張ったことが数字で現われるから」などと教えてくれた。母親によると、体重が減りだしてからは、何だか前よりも元気になったように感じるとのことだった。以前の方が部活も入らず勉強も特にせずに適当にダラダラと高校生をしている感じだったが、体重が減り始めてからの方が、体重増加につながること以外のすべての事柄に対して、勉強などにも積極的になったように見えるのだそうだった。

　体重については、以前はずっと標準体重程度だったそうだが、半年ほど前に同級生に「太っている」と言われてからダイエットを始めた。すると体重は順調に落ち始め、ある程度体重が落ちたら満足して良いはずなのに、体重が下が

るほどダイエットに熱心になり、遂に今の体重に到ったのだと言う。「今の身体は限界の状態であること」などを説明したが、あまりピンと来ていないようだった。入院は絶対嫌だと言うものの、通院については毎週来ることを了承してくれた。

　病院を受診する少し前から、体重減少は止まりかけていた。今までのやり方ではさらなる体重減少は無理になっていたようである。通院開始頃から、体重がさらに減少しなくなったことにイライラするようになった。そして数週間後、これまでの反動のように衝動的に食べてしまう「発作」が起こるようになった。筆者はこれを「生命としての本能」であり、仕方のないものだと説明した。彼女は泣き叫んで抵抗したが、発作を繰り返しながら体重は増えていった。体重が元に戻るに従って、元気で活動的だった彼女は、泣き虫になり抑うつ的になった。これまでなかった母親に甘えるような言動も増えて来た。筆者は「今の時期は甘えたくなって当然であるので暫くは甘えるとよい」と説明してこれを支持した。そんな中で彼女は「自分がなくなる」「自分には何の取り柄もない」などとも言うようになった。そこで、これまでの気持ちの推移を改めて尋ねるようにしたところ、かなり期間をかけてだが、以下のような気持ちの移り変わりを教えてくれた。

ダイエットの充実感

　彼女としては、ダイエットは初めは軽い気持ちから始めたのだが、始めてみると意外と簡単に3kgくらい体重が落ちた。すると、何とも言えない達成感があったと言う。友達も気づいてくれて、「どうやってやせたの？　私にも教えて、いいなあ」などと言ってくれた。それまで、特に勉強ができるわけでもなく、スポーツができるわけでもなく、何かの特技に秀でているわけでもなく、クラスでも目立たない存在であった彼女にとって、何かはっきりした自分の努力の結果が現われて、友達にも羨んでもらえるような初めての体験だった。初めて自分の中に何かしっかりしたものを得たような気がした。

　親は身体を心配して「食べろ」ばかり言うようになったが、意外に平気だった。これまでの自分なら、親に何か言われると、それに対抗できるだけの考えが自分にあることはなかったので、あまり考えずに親の言うことには従って来

た。少し自分の意見があったとしても、親の意見を聞かされると自分の意見は間違っていると感じたり、自分の意見は消えてしまっていた。親以外の友達などに対しても、自分の意見をしっかり持って何かを主張するということはなかったしできなかった。でも、体重が下がり始めてからは、今までの自分になかった自信のようなものができた。食べろと親に説教されても、反論したり無視することができるようになった。「これが私なんだ」と感じるようになった。なのに、病院に連れて来られた。「やっと自分を摑んだのに、病気だと言われるようになった」と感じた。

　彼女の話を聞くと、やせることが彼女が得た初めてのしっかりした自己アイデンティティに思えたこと、体重増加はやっと得た自己アイデンティティを喪失する辛い体験であることなどが理解できた。その後の治療は、「小さい頃からしたかったこと」「彼女の取り柄は何なのか」「回復したら何がしたいか」などに移っていた。その中で、彼女は等身大の自分を徐々にではあるが受け入れるようになっていった。

片付け方のこだわり

　大学1年生の男性が「部屋が片付けられない」を主訴に受診した。主訴からは、部屋が散らかり放題のパターンなのかと思ったが、話を聞くと違っていた。彼は元々几帳面に片付けをする方であった。大学入学を機会に、これまで取ってあった小中高校時代の教科書やノート類を整理することにした。整理を始めるにあたって、何を残し何を捨てるかの計画を立てた。しかし、いざ整理を始めると、教科書やノートよりも多いのは大量のプリント類だった。すると、プリント1枚1枚について、内容を見て判断せねばならなくなった。よく見ると未記入の欄もあり、それも気になりだした。整理自体を学年ごとにしていくか、棚ごとにしていくかも決めねばならなかった。学年ごとにするならば、プリントがいつの時期のものかが判明しないと整理はできないので、整理をしながらプリント学習をするような形にもなってしまった。プリントの空欄を埋めるだけの十分な知識を自分が忘れてしまっていることにも彼は不安を感じた。このようにして、整理を始めて数日で、作業は進まなくなった。整理方法を再検討する日々が続き、次第に大学を休みがちになり、整理をどう進めて良いか分か

らなくなり、イライラして夜中に大声をあげたりもするようになり、受診に至ったのだった。

現在の大学生としての授業や単位よりも、過去の教材の整理の方が大事になってしまっているのは、明らかに病的だと考えられた。筆者は、「留年の危険を冒すくらいなら、片付けそのものを取りやめるとか、いっそのこと全部捨てるなども考えたらどうか？」と尋ねてみた。彼としては、そんなことは考えられないとのことだった。小中高の整理が完了しないことには大学の勉強は頭には入らないと言うのであった。

筆者は仕方なく、彼のきっちり片付ける路線に乗り、片付けを進める手順について相談に乗った。部屋の物の中から捨てる物すべてを分離してから、一括してゴミとして出したいと彼が言うため、「1年分ずつでもいいから小分けして、できれば毎日少しずつでも捨てていった方が物が少しずつ減るから進んでいる感じになるのではないか？」などと助言をしたりした。話をするとその時は、「そうですね、そうしてみます」などと言って帰っていくのだが、次の週になると、「やっぱり自分が決めたやり方でしたい」と言うことが多かった。そして、筆者との話も「ああでもない、こうでもない」の繰り返しのようになり、話が進まなくなってしまった。

自分がなくなる？

筆者は話を最初に戻すことにした。「大学へ行けないほど、片付けが巨大な事柄になってしまうこと自体が症状であり病気だと考えられる。症状は異物として扱い、これを治していこう」と提案した。すると彼は「きっちり片付けたいのは自分の気持ちです。病気ではないと思う」と述べるようになった。さらに話をしていくと、「先生が示した案に僕が同意すると、先生がニコッとする。それを見るとイラッとする」「治療なのかもしれないけど、先生の誘導尋問に引っ張られていくと、自分がなくなってしまうように感じて混乱する」「先生は例えば、この薬を飲んで症状が軽くなって、バイトにも行けるようになり、留年もしなくて済んだ人がいるって言われたけど、僕も同じようにしたら、その人の真似をしているようで嫌な感じがする」などの気持ちを教えてくれるようになった。彼はこだわりに苦しめられながらも、こだわりは彼の「自分らし

思春期心性とこだわり　115

さ」と不可分であり、こだわりが意味が無いとされたり、こだわりを治療して減らすことは、「自分がなくなる」と感じていることが次第に明らかとなった。彼自身、「自分は困るから相談をする。けど意見を言われると混乱したり反発を感じる」という矛盾に気づくようになった。

これを受けて筆者は、「君は高校を卒業して大学に入ったけど、これは人の真似をしているの？　ならば大学生を辞めるの？　大学へ進学しない人も多いよ。大学生にならないのも人の真似をしたことになる」「人は他者を真似ることで学び、そして成長する。真似を否定したら進歩や成長もない」「正しい選択をすることと、人の意見に引っぱられることは違う」「正しい選択や、真似をしながらの成長とは別に、自分らしさというものがあり、大切なものだよ。君の君らしさって何なんだろう？」というふうに、自己アイデンティティを面接の主題にしていった。

こだわりと自己アイデンティティ

上記2例から分かるのは、彼らにとっては「こだわり」は各自の自己アイデンティティと不可分なほどに密接に関係していることである。「こだわる」ことによって、彼らは自分というか「自分らしさ」に気付き、初めて自分の独立性を感じるようになっている。自己アイデンティティを確立する方法として、こだわりを杖にする方法は無理な面があるのは確かである。しかしだからといって、もし医療による治療が彼らがやっと得た自己アイデンティティを否定する形で進めらたなら、強い反発などによって、治療が立ち行かなくなったとしても当然である。病理ではなく健全な「生理」と治療が戦うことになるからである。そしてそれ以前に「治療者の意見と方針に服従するのが治療である」と考えるのは、自己アイデンティティを確立して行く時期である思春期への適切な精神療法だとはとても言えるものではない。望ましい治療的対応は、生活が苦しくなるほどの無理があるこだわりを杖にするしか、他に自己を確立する方法がない、そういう彼らの困難さを十分に理解することであり、そして、彼らのもがくような試みをある程度受容しつつ、もっと無理のない方法を少しずつ提示して行くことではないかと考える。

おわりに

　人生における他の時期とは違い、思春期におけるこだわりは、自己アイデンティティを確立しようとする思春期心性と密接に関係していることが多い。その際には、彼らの試みに伴奏しつつ、それを徐々に緩めて行くことを勧めるような対応が望まれる。

〔文献〕
　村上伸治『実戦　心理療法』日本評論社、2007 年
　青木省三『思春期の心の臨床—面接の基本とすすめ方』金剛出版、2011 年（新訂増補版、2015 年）
　青木省三『僕のこころを病名で呼ばないで』岩波書店、2005 年（ちくま文庫、2012 年、日本評論社、2016 年）

第II部　思春期と発達障害

思春期の行動の問題と発達障害

はじめに

　思春期には様々な精神症状や問題行動が起こりえる。そして、思春期では健康者でも幻覚や妄想を体験している例がしばしばあることが言われており、人生における他の時期よりもはるかに健康と病気の境目は曖昧になりやすい。そのため、表面的な症状や問題行動で確定的な診断をすることはできない。しかし、症状や行動を丁寧に把握することで、診断の精度を高めることができ、このことは発達障害を疑う際には特に重要となる。

　本稿では、思春期の症状や行動の問題の中で、発達障害をどのように見分けるか、どのような行動が発達障害が強く疑われるのか、を考えてみたい。

強迫症状

　典型的な強迫性障害の患者であれば、何が気になり、何が気にならないかは本人なりにはっきりしているのが通常である。したがって、その患者なりの理屈を他者に説明することが可能であり、話を聞いた治療者も、その患者の強迫観念や強迫行為を理解することができる。その患者をよく理解している治療者であれば、「○○なことが起きたら、あなたの場合はこんな症状が出るでしょ？」と問えば、「その通りです」と患者は言ってくれる。だが、発達障害を伴っていると、これがわかりにくい。患者なりの終始一貫した理屈というか症状体系がないことが多い。したがって、治療者も「患者の症状をつかめた」感じがし

118

にくいし、ある状況で強迫的不安で混乱を起こした患者が、同じような他の状況では困難を生じなかったりする。

症例1　19歳の女性

「床に落ちた物は拾えない」などの不潔恐怖症状にて初診。強迫性障害として通院し、認知行動療法として曝露反応妨害法を始めたが、治療がなかなか進まない。ある日、彼女は電車に乗るために切符を買おうとして、財布からお札を出した。その時、財布から1万円札1枚が地面に落ちた。彼女は躊躇することなく直ちに1万円札を拾って切符を買い、改札口に向かった。その話を聞いた主治医は質問した。

〈落ちたのが100円玉なら？〉「諦める」

〈1000円札なら？〉「使い捨ての手袋を使う」

〈1万円札は手で拾ったの？〉「はい」

〈なぜそんなことができるの？〉「1万円ですよ。諦めるわけにはいきません」

〈汚いでしょ？〉「先生、私はアルバイトもクビになったんですよ。バイトで1万円をもらうのがどんなに大変なのか、わからないんですか？」

〈それはそうだけど、自分の行動に矛盾は感じないの？〉

「矛盾ってどういうことですか？　私は毎日苦しんでいるですよ……」

などと述べ、話は堂々巡りになった。以後も何度か話題にしたが、1万円なら拾えるという行動の矛盾を彼女が自覚することはなかったし、「きれい」と「汚い」の境目がどこなのかも、主治医にはわからなかった。

典型的な強迫性障害が曝露反応妨害法によって症状が軽快した場合だと、強迫行為を行わなくても不安が収まっていくことを患者が「実感」するので、「もう大丈夫だ」ということになりやすい。しかし、発達障害を伴う強迫性障害では、「もう大丈夫」になったはずなのに、何か別の不安刺激などがあると、強迫症状が治療前の振り出しの状態に戻ってしまう、という現象がしばしば起きる。そして、同じ刺激を受けても、その日の気分でパニックになったりならなかったりする。まるで「勝手強迫」とでも呼べるようなことになりやすい。このように、治療による「積み重ね」が起きにくいのが1つの特徴である。強迫症状に限らず、「ここまで良くなったはずなのに、その日の不安状況に応じて

思春期の行動の問題と発達障害　**119**

出発点に戻ってしまう」ような徒労感を治療者が感じたら、発達障害を疑うべきである。

状況に反応した症状変化

発達障害においては、症状が状況に応じて変化しやすい。特に状況が変化した途端、症状が消失するようなことも起こる。そのような場合には、発達障害の可能性を考えたい、

症例2　女子大学生

抑うつ気分と希死念慮を訴えて初診し、大学病院精神科に任意入院。臥床がちに過ごしていたが、ある日の昼前、当科病棟から居なくなった。皆で探していると他病棟から電話があり、病棟の屋上でフェンスを越えようとしているのを他科職員が見つけて取り押さえたと連絡があった。当科看護師が迎えに行き、当科病棟に戻ったところで主治医面接となった。

〈きっかけやいきさつがあるなら教えてほしい〉「別にないです」

〈死のうとしたの？〉「わかんない」

〈今朝は、やる気は出ないけど、気持ちは苦しくないって言ってたけど？〉「そうです」

〈それから何かあったの？〉「何もないです」

〈今も死にたい気持ち？〉「別に考えてないです」

〈どんな気持ちで屋上へいったのだろう？〉「わからない」

〈じゃあ、質問を変えてみるね。魔法使いがここにいて、何でも願い事を叶えてくれるとしたら、何をお願いしますか？〉

「○○に会いたい！」（急に表情が明るくなり、男性アイドル歌手の名前を挙げた）

〈今、死のうとするような行動をしたところなんだけど？〉

「あ、そっか。じゃあねえ、早く大学を卒業させてもらいたい（笑顔）」

〈卒業して、どうしたい？〉「お店を開きたい（笑顔）」

〈何のお店？〉「ブティック！（笑顔）」

症例3　男子大学生

　意欲減退と抑うつ気分で当科に通院数回目。昨日、駅のホームで大声でわけのわからぬことを叫び、親が呼ばれたのだとの電話が主治医にあった。

　〈お母さんから、駅長室に呼ばれて迎えに行ったと電話があったんだけど、どんなことがあったの？〉「悪口を言うんです」

　〈誰が？〉「みんなが」

　〈みんなって？〉「駅のホームの人みんな」

　〈急に？〉「いつも」

　〈いつもなの？〉「いつも言われる」

　〈そうだったの。そういう時はどうしているの？〉「我慢する」

　〈我慢して何とかなるの？〉「収まる」

　〈どんな風に収まるの？〉「駅を出たら収まる」

　〈家では悪口とかは？〉「ないです」

　〈大学では？〉「ないです」

　〈電車やホームでだけ悪口を言われるということ？〉
「そうです。改札口を出ればなくなります」

　〈なるほど。家ではゆっくりできるの？〉「はい」

　〈家ではテレビを見るのが好きだって言ってたよね？〉
「はい。お笑い番組を見ます」

　〈今まで悪口があるなんて言ってなかったけど？〉「病院は大丈夫です」

　〈じゃあ電車の中やホームではどうやって我慢するの？〉「音楽を聞きます」

　〈音楽を聞いて我慢するの？〉「そうです」

　〈昨日は？〉「電池が切れました」

　〈携帯音楽プレーヤーの電池が切れたの？〉「そうです」

　〈それで我慢ができなくなったの？〉「はい」

　後日、母親に来てもらい、生育歴を聞くと、幼稚園の頃から友達と遊べず決まったおもちゃで遊んでいたなど、発達障害が疑われる生育歴があることが分かった。

主客の逆転

発達障害においては、他の精神疾患では起きにくい「主客の逆転」、「逆転の発想」とでも言うべきことがしばしば起きる。これは統合失調症で時に見られる「原因と結果の逆転」とは趣が異なる。

症例4　小学3年生の男児

言葉の遅れやこだわりなどのため、年少時から療育に通ったが、知能指数は正常範囲で、幼稚園でも大きなトラブルはなかったので、小学校入学時から普通学級に入った。授業中は何とか適応していたが、休み時間には友達とゲームをしていて負けてしまうと泣きわめくなど小さなトラブルは時々起きていた。小学3年生の運動会において赤組として綱引き競技に出場した時の話。彼は一生懸命頑張ったが、白組のほうが強く、ズルズルと引きずられ、境界線を超えてしまい、ピストルが鳴り、赤組は負けてしまった。その瞬間、彼は被っていた赤白帽を帽子を脱ぎ、赤白を反転させてかぶり直した。そして彼は言った。「僕は白組。僕は負けてない」と。

症例5　小学5年生の」男児

発達の問題を指摘されたことはなかったが、母親は育てにくい子だと感じ、しつけがうまくできない自分を責めたりしていた。生活ではすべてがルーズだったが、自宅の彼の部屋はひどく散らかっていた。ある時、彼の母親が彼の部屋を片付けていると、計算ドリルが出てきた。普通の計算ドリルだったのだが、その氏名の欄を見ると、クラスメートの氏名が書いてあり、それをマジックで横線を書いて消した横に彼の氏名が書いてあった。クラスメートのドリルであっても、氏名を書き換えれば、彼が提出したことになると彼は思ったようであった。

症例6　中学2年生の男子

　前例同様、彼の場合も部屋の散らかりようは激しかった。学校のプリント類が山のようになっており、何がどこにあるのかわからない状況だった。母親が部屋を片付けてあげようとしても彼が拒否するので手が出せないでいた。ある日、意を決した母親が部屋の中に分け入ってみると、不思議な物が出てきた。それは彼が提出するはずだった習字の書き初めだった。40枚近くの束になっていたことに母親は驚いたのだが、もっと驚いたのは、それはクラス全員の習字の束であった。クラス全員の習字が彼の部屋にある限り、彼だけが提出していないという事実は明るみにはでない、ということのようだった。

症例7　高校2年生の男子

　昼休みに廊下で他クラスの男子と肩がぶつかり、喧嘩になった。互いに睨み合った状況となり、彼はポケットからカッターナイフを取り出した。近くを通りがかった教師がこの騒動を見つけ、やや離れた位置から彼に近づきながら、「こら！　何をしている。カッターナイフを人に向けるなんてやめなさい。だいたい、そんなも学校に持ってくるのは校則違反だ！」と注意した。「校則違反」という言葉にびっくりした彼はすぐにカッターナイフの刃をしまい、相手の生徒の手に握らせ、「俺を切れ！」とわめき始めた。

症例8　高校1年生の男子

　中学では友達はあまりいなかったが、高校に入ってから友達が2人でき、カラオケに誘ってくれるようになった。その1人に「今日は俺、お金がないんだ。今日のカラオケ代は出してくれる？　そしたらそのお金でおごってあげるから」と言われ、彼はその日のカラオケ代3人分をすべて出した。そしてそのパターンが数回続いてからやっと、自分が騙されていることに彼は気づいた。立腹したものの、2人に会いたくない彼は不登校となった。母親が登校を勧めたが、「被害者の俺が、何で苦しい思いをして学校に行かないといけないのか！」と言って登校しようとしなかった。だが、不登校が1ヵ月になったある日、母親が「あ

思春期の行動の問題と発達障害　123

んた、このままじゃあ留年になるよ。留年させられるんだよ！」と言ったところ、「何で悪くもない俺が留年させられるんだ！」と言って激昂し、彼は突如登校を始めた。

症例9　高校1年生の男子

　彼は中学2年生の時に、同じクラスの女子に初めて恋愛感情を抱いた。だが、その気持ちに適切に対処することはできず、校舎の隅でその女子の胸を触るという行動に出てしまった。双方の親が校長室に呼ばれ、激怒する女子の両親を前にして、彼の両親は土下座をした。その横で彼自身は土下座をする両親を不思議そうに眺めていた。それでもさすがに懲りたのか、以後は同様の行動はなくなった。しばらく彼を避けていた彼女も、中学3年頃からは、簡単な会話なら彼と口もきくくらいの関係にはなった。そして、彼は中学を卒業して高校に進学した。高校1年のある日、彼が駅のホームで電車を待っていると、向かい側のホームにその彼女が立っていた。別の高校に進学していたが、たまたま同じ駅に居合わせたのであった。彼女は彼の存在に気づくと、笑顔で彼に手を降った。それを見た彼は、すぐに改札口を出た。そして、駅前の道路に出て、走ってきた自動車に飛び込んだ。後になってその行動について彼は、「あんなことをした男に手を振るってどういうことですか？　殺意を感じました。その殺意を消すために車に飛び込みました」と話してくれた。

今しかない

　発達障害では、細部にとらわれ、全体が見えなくなりやすい。そのため、全体を説明することができなかったり、常に「今」しかない、かのような言動が起こりえる。

症例10　19歳の男性

　全般性不安障害症状にて通院中。外来診察時は毎回、ノートを持参する。
〈この2週間はどうでしたか？〉

124

「えっとですね。（ノートを見る）16日は調子良かったです。17日は今後のことを考えて胸が苦しくなりました。18日は熱が出て予備校を休みました。19日は親の買い物について行きました。……」（1日1日の様子をノートを読みながら返答する）

〈分かりました。では、この2週間は全体としてはどうでしたか？〉

「うーん、よく分かりません」

症例11　女子大学生

不安発作などで精神科に入院中。朝食後に訪室した時は、「不安なことを考えて、全然眠れませんでした。今日は最悪の日です」と言っていた。午前中の作業療法が終わった時は、「先生これ見て！　きれいでしょ？　今日の作業療法で作ったの。今日は気分がいいの」と教えてくれた。昼食後には、「昼ごはんに、嫌いな物が出た。もう今日は最低です」と言い、午後のレクリエーションの時には、「卓球で上手くラリーが続いたから、今日は楽しい」と述べた。夕食前には、「1年前の日記を読んでいたら、その時のしんどい感じを思い出した」と言うので、「今日の調子はどう？」と尋ねると、「悪い日に決まっているでしょ」と言う。夕食後にまた会うと、「カバンの底から、去年友達にもらったキーホルダーが出てきた。嬉しくなった」と言うので、「今日の調子は？」と尋ねると「今日はいい日です」と述べる。「今日は最悪って言ったりもしていたよね？」と聞いても「とにかく今日はいい日」と述べた。

自分の気持ちがわからない

自閉スペクトラム症では「人の気持ちがわからない」ことが多い。だが、それだけでなく、「自分の気持ちがわからない」ことも少なくない。

症例12　高校2年生女子

「昨日また、リストカットをしました」

〈それは何かあったの？〉「別にないです」

思春期の行動の問題と発達障害 | 125

〈理由は自分でもわからない？〉「はい、わかりません」

〈急に切りたくなったの？〉「はい、急にです」

〈昨日のいつ？〉「学校から帰ってすぐに自分の部屋で切りました」

〈学校から帰る途中とかは何かなかった？〉

「そう言えば、帰る途中で友達に、最近元気そうねって言われました」

〈元気そうって言われると辛いって言ってたよね？〉「はい」

〈無理して明るくしていたら、そう言われて辛くなったって前も言ってたよね？〉

「そうです」

〈言われて辛かったでしょ？〉「はい」

〈あなたが一番しんどくなる言葉だものね？〉「そうなんです」

〈それを言われてから友達と別れて家に帰ってすぐに切ったのね？〉「はい」

〈じゃあ、それが原因だと思うよ？〉

「そうなんでしょうか。よく分かりません」

〈それに間違いないよ。辛かったね〉「はい（流涙）」

　彼女がリストカットする時には、ほとんどの場合、このような直接的な原因がある。だが、彼女はその因果関係を理解していないことが多い。リストカットするたびに、筆者はその原因について話し合い、気づいたことを指摘して、辛い気持ちをサポートすることを繰り返している。すると最近は、本人から「もしかしたら、その前にこんなことがあったんですが……」と話してくれることもある。

症例13　高校1年生の男子

　授業中に前に座っている男子生徒の頭を後ろからいきなり殴る、という行動があり、彼は職員室に連れて行かれた。担任から暴力の理由を尋ねられ、彼は答えた。

　「イライラしていたんだと思うんです」〈何にイライラしていた？〉

　「よくわかりません。うーん、中間テストの成績も悪かったし……」

　母親が呼びだされた。母親にも理由を尋ねられ、彼は答えた。「ちょっと叩いただけ、ほら、漫才で後ろ頭をパーンってはたくのがあるでしょ。あれみたいなもの」と説明し、母親を呆れさせた。母親に続いて養護教諭が改めて話を

聞いた。養護教諭には、

「えっとですね。そう言えばね、あいつ、僕の悪口をいったんですよ」

〈それはいつ？〉「先週？」

〈そのことを思い出しのはいつ？〉「今です」

彼が述べる原因はコロコロと変わったが、何かを隠しているわけではなさそうで、本当に彼自身、原因がわからなくて困っているようであった。母親に話を聞くと、今までにも、何か突発的に行動をすることは何度かあり、理由を尋ねても、いずれもこれという原因は分からずじまいだったそうである。

このように、発達障害を伴う思春期事例では、自分で説明の付かないイライラ、怒り、悲しみ、衝動などがなどが頻発する。リストカットの理由を自覚できない症例11は、一見、解離症状のようにも見えるが、よく話を聞くと、意識は途切れずしっかり連続している。なのに本人としては「分からない」のである。そして、自身の行動の理由がわからないことについて、違和感や困惑を感じていない。理由を尋ねられて初めて考え、自分の気持ちなのに他人の気持ちを論理的に推察するような手法で説明しようとしたりする。定型発達の人であれば、感情の理由を本人がよく分かっていて、その理由を聞いて欲しいと思っていることが多い。だが発達障害の人だと、感情の理由や説明を求めると答えられないだけでなく、質問されてからやっと考え始めたりすることになりやすい。何とか命が助かったような深刻な自殺企図を行った直後であるのに、「なぜしたのかわかりません」とケロッとした表情で答える人もいる。自殺企図をした気持ちや理由を本人が把握しておらず、「もう大丈夫です」と笑顔で述べて帰宅し、また同様の自殺企図を起こしたりする。本人が十分に説明できない感情の頻出や、特に説明できない自殺企図などの問題行動は発達障害を疑うべきである。

おわりに

以上、発達障害が疑われる思春期の症状や行動の問題を挙げてみた。ただ、上記のような行動で「発達障害」だと短絡的に診断できるものではないことは言うまでもない。上記のような特徴を知っておくと、「あれっ、発達障害っぽいな」と気づく端緒となる。このような特徴に注意しながら、診断としてはそ

の人の発達や人生全体を考えて総合的に判断するべきである。そして、上記のような特徴は、発達障害を伴わない思春期事例にも一部は見られる。これを、上記の特徴は鑑別にあまり役に立たないと考えることもできるが、発達障害とは言えないまでも発達障害特性を多少は併せ持っている、と考えることもできる。上記のような特徴は少しだけで発達障害ではない考えられた思春期事例でも、その後フォローしていると、強い負荷がかかった際に、それまで分からなかった発達障害特性が顕在化する例がしばしばある。

　そもそも、濃淡の差はあるものの、すべての人は発達障害特性を部分的に持っている、と筆者は考えている。幼少期から発達障害を疑われ診断されて育つ事例を除けば、一般精神科外来を受診して診断に迷う例のほとんどは、黒とも白とも言えない灰色の発達障害事例である。灰色事例はストレス状況によって白にも黒にも変わる。元々灰色であり、白黒の間を移動するものに対して、「白か黒か」無理やり確定させようとする発想自体に無理がある。灰色の事例は「灰色」と診断すべきである。精度が高い診断とは白黒をはっきりさせることではなく、白と黒の間のどの辺に位置し、どのような刺激でどのように動くか、つまり今後の行動や反応がある程度予測できることである。発達障害の有無を「白黒つける」という all or nothing で考えるのではなく、各々の患者の個性の理解、特性理解のために、本稿を役立てて頂けたら幸甚である。

〔文献〕
青木省三、村上伸治編『大人の発達障害を診るということ―診断や対応に迷う症例から考える』医学書院、2015 年
村上伸治「自分は発達障害ではないかと疑う人たちへ」『こころの科学』171 号、63-69 頁、2013 年（本書所収）

第II部　思春期と発達障害

自分は発達障害ではないかと
疑う人たちへ

自分で発達障害を疑っての受診

　筆者は大学病院の一般外来で診療を行なっているが、発達障害を特に専門にしているわけではなく、発達障害を含めて、精神疾患全般を幅広く診ている。発達障害を疑って受診する例は時々見られるものの、本人が自ら発達障害を疑い、家族の意向よりも主に本人自身が受診を希望して受診する人は少ない。受診例のほとんどは、周囲の他人から発達障害ではないかと言われたりしたことをきっかけに家族としても発達障害を疑うようになり、家族の勧めで本人も受診に同意して来院する、というパターンである。

　それゆえ、本人に「自分は発達障害じゃないかと思って来られたんですか？」と尋ねると「はい」と答える人が多いのだが、「では、どんなところが発達障害じゃないかと思いますか？」と尋ねると、はっきり答えられる人は多くない。本やネット上に出ている発達障害を疑うチェック項目の幾つかを答える人は結構いるが、何が発達障害なのかということがピンと来ていないことが多い。

障害があるなしの境目

　発達障害がある人は発達障害がゆえの生活上の困難を抱えているが、ある分野については普通の人よりも能力が優れていることが少なくない。機械的な記憶力が非常に優れていたり、細部に注目して微妙な違いを見出だす能力があったり、周囲の状況に流されることなく、ブレずに物事を純粋に考えて原理原則

129

を貫く能力が優れていたりする。その能力を生かして、技術者や職人として良い仕事をしている人も少なくない。そういうわけもあって、発達障害がない普通の人を「正常」だとか「健常者」と呼ぶことに違和感を覚える専門家は、普通の人の発達を「定型発達」と呼ぶことが多い。「発達障害の人は、定型発達の人とは物事の認識のしかたや考え方が独特なだけなので、障害者というよりも一種の『少数民族』だと考えた方が良い」と言う専門家もいる。

　少数民族という考え方は筆者も素敵な発想だと思う。ただ、少数民族だと考えると、発達障害があるかどうかは、かなりはっきり区別できるはずだということになるだろう。筆者は、発達障害と定型発達は、その間に明確な境界線を引くこと自体ができないと考えている。図1を見て欲しい。

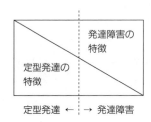

図1　発達障害と定型発達の境目の線

　すべての人は、定型発達の特徴と、発達障害の特徴を両方持っている。どんなに障害の重い発達障害の人の中にも、定型発達の特徴はたくさん含まれているし、全くの定型発達と思っている人の中にも多少の発達障害の特徴が含まれている。このように、発達障害と定型発達をきれいに分けることはできないことをまず理解して頂きたい。だから、発達障害を診断しようとしたら、図1の中のどこかで強引に縦線を引いて、ここから右が発達障害だ、と決めることにせざるを得ない。

診断の難しさ

　発達障害の有無を分ける明快な線はないことが分かれば、発達障害の診断の難しさも分かってもらえるだろう。乳幼児期から発達障害の徴候に気付かれるような、障害特徴の顕著な子であれば、専門家なら誰が診ても迷わずに診断す

ることができる。しかし、子どもの頃から発達障害の特徴が幾つか見られる程度の人の場合は、診断はとても難しくなる。

さらに診断にとって非常に重要なことがある。発達障害の特徴は、その人にかかるストレスによって、強く現われたり見えにくくなったりするのである。人はストレスにさらされるとその人の持っている元々の特性が強く現われる。例えば、会社に入社後、細かい事を執拗に攻め立てるように指摘する上司の元で、イライラやこだわり行動、独り言などが強くなって受診した青年が、配置転換で上司が変わってからは、そういう症状がどんどん目立たなくなってしまったりする。初めて病院に来た時の診察では、「こんなに自閉症症状がはっきりある人が、今まで発達障害に気付かれなかったなんて信じられない」と感じたのに、落ち着いた頃になると、「発達障害徴候は確かにあるけど、こんな人は時々いるし、この人は職場に適応してちゃんと働けているのだから、発達障害だと診断するほどではないよなあ」と思えたりする。

だから誇張して言うなら、「この人は今は発達障害、半年前は定型発達、去年は発達障害」ということが有り得るのである。状況のストレスで発達障害徴候が強く出るので、ある職場では発達障害、別の職場に行けば定型発達、ということもよく起こる。つまり、発達障害と定型発達の境目を1本の線としてはっきりさせようとする事自体に無理があるのだ。どんな病気や障害でも、診断に迷う灰色の「グレーゾーン」に位置する人はいる。だが、今述べたように、発達障害徴候は状況に応じてカメレオンのように変化するので、他の疾患や障害の診断に比べて「灰色の領域」が相当に広くなってしまうのが発達障害診断の特徴なのである。

灰色診断

「自分は発達障害ではないか」と疑って外来受診する人の中には、明らかに発達障害なのに、たまたまこれまで診断されずに今に至ったと考えられる人もいる。また、いくらかの発達障害徴候はあるが、定型発達の範囲だから気にしなくて良い人もいる。しかし実際に最も多いのは、発達障害の徴候がそこそこあるが、発達障害と診断して良いのかどうか迷う、「白でも黒でもない灰色」に位置する人たちである。これは考えてみれば当然である。幼少期から重い障

害があったのなら、3歳児健診や幼稚園などで、発達障害が疑われて専門家を受診し、発達障害だと診断され、療育を受けるなどの「障害児としての人生」を歩んでいるはずであるから、成人してから自分で発達障害を疑って精神科を受診するということにはならない。また、普通の定型発達で、発達障害徴候がほとんどなければ、自ら発達障害と疑って受診することにはまずならない。「自分は発達障害じゃないかと疑った」ということは、そして受診したということは、ある程度発達障害徴候があるからであろうし、その場合は多くが灰色の領域に位置することになる（図2）。

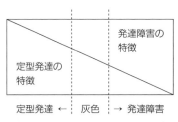

図2　発達障害と定型発達の境目の帯

　灰色の領域は広いため、発達障害診断では意見の相違が起きやすい。ある病院では「発達障害です」と言われたのに、別の診療所では「発達障害なんかじゃない」と言われたりする。これは、「どちらかが正しく、もう片方は誤診」ということではない。恐らくどちらも正しいのだ。どちらにも診断されるということ自体が、「灰色」である証拠である。

　発達障害の診断においては、両親などの養育者から本人の生育歴を詳しく教えてもらうことが必須である。だがその場合も、発達障害のことを全く知らない親だと、発達障害徴候を尋ねても「そんなことはなかったです」「普通の子どもでした」と答えることが多い。その同じ親が、発達障害の講演を聞いたり、本を何冊も読んだりした後だと、「それもあれも、どれも当てはまります」と答えることになってしまう。親から聴取する生育歴も、このようにかなりの幅があるのでそのまま受け取ってはいけない。本人が灰色の発達障害である場合は、その親も灰色の発達障害であることが少なくないので、その場合は中立で客観的な情報はさらに得られにくいので注意が必要である。「20年も前のことなので、あまり覚えていません」と親が言うこともよくあり、正しい情報は得

られにくい。ただ、20年前のこととは言え、我が子の事を尋ねても、「あまり覚えていません」と親が答えることが、親も灰色であることを示している場合がある。発達障害の徴候を持った親は、我が子の幼少期のことを「あまり覚えていません」と答えることが少なくない。

診断の実際

　では、灰色を踏まえて筆者は実際にどのように診断しているのか。発達障害の専門家ではない医師が、多忙で雑多な外来でも行ない得る方法として、筆者は次のように行なっている。

　幼児期からの発達障害徴候のチェックリストのようなものも利用はするが、本人や家族が自分で記載するタイプの自記式のチェックリストは、エピソードを尋ねるネタとしては有用だが、チェックリストの点数はあまり当てにならない。各々の質問項目が何を意味し、どんな具体例をイメージして尋ねているを、本人も家族も分かっていないことが多いからである。そのため、広汎性発達障害日本自閉症協会評価尺度（ＰＡＲＳ）などは、専門の研修を受けた面接者が対面で１つずつ定まった形で尋ねていく方法を定めている。それは当然でありごもっともなのだが、それをじっくり行なう時間と人が、筆者を始め多くの精神科外来ではないのが実情である。

　筆者は、まずは発達障害やアスペルガー症候群についての本を１冊以上、本人や家族に読んで来てもらう。その上で、どのページのどの記載が本人と似ているかを教えてもらう。そして、その記載に似たエピソードとして、実際にどんなエピソードがあったのかを教えてもらう。発達障害的な具体的エピソードを幾つか同定することが必要である。それがあれば「白」ではなく、少なくとも「灰色」であることが判明する。

　筆者もよほど自信のある時には、「発達障害です」と言ったり、「発達障害は気にする必要はないですよ」と答えることもある。だが最も多いのは、「発達障害かどうか、ちょうど微妙なところです。言ってみれば灰色です。そしてあなたの場合、状況やストレスによって、発達障害の徴候は弱まったり強まったりすると思います」と説明するパターンである。これは先に述べたように「灰色」の幅が広いことも理由だが、筆者自身が発達障害を専門とはしておらず、

自分は発達障害ではないかと疑う人たちへ　133

自信を持って判断できないので「灰色」にしているという側面もかなりある。

　診断においては「灰色」を説明し、「発達障害の徴候が確かにあること」と同時に、「定型発達の特長もかなりあること」の両方を理解してもらうことを筆者はまずは重視している。その上で、診断書を書くかどうか、手帳や障害者就労へつなげて行くかどうかを考えていくわけだが、その際に最も重視するのは、「この人はこのままでやって行けるかどうか？」である。発達障害徴候がありながらも、それなりに仕事が続くなどの社会適応ができているならば、発達障害徴候があることを自覚して、今後は家族などの周囲の人に「いくらか助けてもらいつつ生きていく人生」を勧める。逆に、「灰色だが、この人は今のままでは、仕事にも就けず、周囲にも馴染めず、孤立して不安定な人生になって行く」と思われたら、発達障害との診断を受け、作業所や障害者就労、ヘルパーなどの様々な支援を受けるように勧めている。

　「診断は支援につながってこそ意味がある」わけだが、診断そのものが非常に有益である例も少なくない。それは、診断が「その人の人生のこれまでの困難や混乱を説明する」ことになる点である。子どもの頃から自分の目の前の状況や雰囲気などを理解することが出来ず、周囲に溶け込むことができないまま、混乱のままここまで生きて来たが、それが何なのか、何がその理由なのかが、「やっと分かった」と本人が感じるパターンである。「発達障害です」というほどでなく、「灰色診断です」と告げる場合でも、「あなたは発達障害の徴候を結構持っている。だから、状況が良く分からなかったり、混乱の毎日だったり、いじめられる理由が分からなくて、そういうつらい思いをしませんでしたか？」と尋ねると、深くうなずく人がいる。目に涙をにじませる人もいる。

診断から支援へ

　診断の話をしたら、診断によって、これまでの人生の混乱や困難が説明されるかどうかを尋ねてみる。説明されるようであれば、「これまで大変だったんですね」と言って労をねぎらう。そして、「これからの人生は、これまでよりは状況が少し分かるような、前よりも混乱の少ない人生になるのではないか」と話す。そして支援を受ける方向へ話を向ける。

　障害者手帳を取得するなどの方向は嫌がる人もいる。発達障害の程度が軽い

人であれば、それはそれで尊重する。ただその場合も、自分が灰色であることをまずは理解してもらい、定型発達者として生きていくのはなかなか大変で苦労が多いことを覚悟してもらう。できれば、周囲の人には灰色であることを知ってもらっておくことを勧める。その上で周囲の人に助けてもらいながら生きる人生を勧める。灰色であることを隠して誰にも告げずに定型発達者として生きることは、どこへ行ってもいじめられるなど、極めてつらい人生であることを説明する。「どこへ行っても理解してもらえず、いじめられる人生が続いても、大丈夫ですか？」という話をすると、「やっぱり手帳をもらった方がいいですか？」と考え直してくれたりする。

　実は「自分は発達障害ではないかと疑う人」への対応は、そんなに難しくない例が多い。自ら疑って受診する人は、「発達障害だと思いますよ。手帳を取得して支援を受けましょう」という説明を受け入れる用意が出来ていることが多いからである。その意味から言うと、ただ単に「気持ちが落ち込む」「イライラする」「拒食や過食がある」などの主訴で精神科を受診し、発達障害があると思われるが、それを説明しても理解してくれないとか、「発達障害なんかじゃない」と言って受け入れてくれず、従って、支援や助言も受け入れてくれない発達障害の人の方がよっぽど対応に困ることになりやすい。

解説者

　受けるべき支援は、手帳や障害者就労などの公的な支援だけではない。発達障害の人は「解説者」を必要としている。目の前の状況を正しく理解できないから苦労をするのであり、解説者が居てくれるとその苦労はかなりマシになる。

　野球観戦を例にとる。野球に詳しい人なら、観客席で試合を見ているだけでも試合を詳しく理解することが出きるだろう。しかし、詳しくない者は、テレビやラジオの野球中継に登場する解説者が居てくれないと、試合の流れやこの勝負の見どころ、何が起きているのかなどを理解しにくい。観光地だって、歩きながら説明してくれるガイドの人が居てくれると、その観光地の良さをより深く理解することができる。発達障害の人は、言葉が通じない外国の観光地をガイドマップなしで見て回っている旅行者に例えることができる。目的の観光物が目の前にあるのに気付いてなかったり、全く別の物を「これが○○なんだ。

でも何だか今イチだなあ」などと思っている旅行者である。そして、その国の習慣や常識も分からないので、知らずに失礼なことをしてしまい、怒られたり無視されたりするのだが、その理由が分からず、「この国の人はいじわるな人ばかりだ」と被害的に思い込んでいる旅行者である。彼らには「人生の解説者」「人生のガイド役」が必要である。

　最も理想的な解説者は、発達障害の人と24時間行動を共にして、同時通訳のように状況を解説してくれる人であろう。だがそんなものは現実には不可能である。現実的には半日ごとや1日ごとに解説している人がいてくれるとありがたいがそれも簡単ではない。2週間に1度、1ヵ月に1度の面接であっても本人の困った事を話してもらい、解説が得られると本人としてはかなり助かるだろう。心理士やワーカー、作業療法士や作業所指導員、ジョブコーチから上司や同僚、スクールカウンセラーや教師、そして友人や家族に至るまで、本人に関わるすべての人がこの解説者になることができる。発達障害の人の中でも特に灰色の人は、この解説者が重要であり、解説者の効果が大きい人である。解説が得られると人生が楽になることを知ってもらい、解説者に相談しながら生きていくことができれば、これまでのつらい人生が変わり始めるだろう。

　解説と言っても、難しい事柄を扱うのではない。例えば、「さっき頼んだ仕事は適当にやっておいて」と上司に言われたが、その「適当」がどういうことが分からなくて、本人は苦しんでいたりする。状況から分かるなら解説してあげたり、上司に尋ねてみるよう勧めたり、その場で上司に電話をして尋ねてあげたほうが良い場合もあるだろう。友達に「バカだなあ。教えてあげるよ」と言われた「バカ」という言葉が頭から離れずに苦しんでいる人もいる。それが親しみの表現であることを知らないのである。そういうことを放置しまま、それらが積み重なっていくと、被害的になったり、こだわりが強くなったり、遂にパニックを起こしたりするのである。

　小さなことで良いから、相談したら楽になったという経験を積み重ねることが大切である。手帳などの公的な支援までは要らない人であっても、解説者が必要であることは同じである。生活の中で自分の周囲の人に解説者になってもらうように本人と家族に説明する。

　灰色の人が自ら相談しようとする人になることは、確かに簡単なことではないだろう。困ったことを具体的に話し、相談する関係を誰かと持つということ

136

自体、発達障害の人には最も苦手なこととも言えるからである。しかし、考えてみれば、そもそも「発達障害を疑って受診した」行動は、これこそが相談するパターンの始まりである。

これまで述べてきたような認識や意見に基づいて、「自分は発達障害ではないかと疑って受診した人」に対して、時間の余裕があれば筆者は次のように話している。

自分は発達障害ではないかと疑う人へ

このたびはご自分で「自分は発達障害ではないか」と疑ってここへ来られたわけですけど、これは良いことだと思います。先ほど話をしてくれたように、あなたの今までの人生は結構つらい人生でしたよね。他の人の気持ちや意図がよく分からず、驚くことや困ることが多かったでしょうし、学校や職場でいじめられたりも多かったんですよね。いじめられるのはとてもつらかったでしょう。でもそれはあなたが悪かったわけではありません。いじめについてはいじめる者が悪いんです。ただ、もしあなたが、発達障害の程度がもっと重くて、小さいころから発達障害だと診断を受けて、障害児として人生を歩んでいたら、ひどくいじめられることはなかったんじゃないかと思います。障害者だと分かっている子をいじめるのは最もしてはいけないことなので、そこまではされなかった可能性が高いと思います。障害児などでなく、普通の子だけどちょっと変わっているとか変な奴と思われる子が最もいじめられやすいんです。だから障害児だと分かっていれば、いじめから守られた可能性があります。

あなたの今までの人生は辛いことが多かったと思いますが、これからはその辛さはだいぶんマシになるのではないかと思います。例えば、発達障害ということで障害者手帳を取得すると、障害者として働く「障害者雇用」という制度があります。企業は障害者も一定の割合で雇用することが義務づけられているんです。障害者雇用は一般雇用に比べると、求人の数は少ないです。けど、障害者雇用ならばいったん雇用されると、長続きする人が多いんです。一般雇用だと、仕事が遅かったりすると、バカにされたり怒鳴られたり、ボロクソに言われてクビになったりします。悲しいですがそれが一般雇用の現実です。でも

自分は発達障害ではないかと疑う人たちへ　137

障害者雇用だと、障害者と分かった上で雇ったのですから、仕事が遅いくらいで怒ることはできません。職場で障害者をいじめたりしたらそれは大変なことなので、露骨にいじめられることはないと思います。「あなたは障害者雇用だから、無理はせずこれとこれを少しずつやってくれたらそれで良いですからね」と言われるパターンになると思います。職場で配慮がされますから、長く仕事を続けられる人が多いんです。そうすれば、自分に合った業務であればあなたも自分の能力が発揮できます。例えば、あなたはとても几帳面に仕事をされますよね。真面目にきっちり確実に仕事をするのはあなたの優れた能力です。幾つもの仕事を一度に言われると混乱しやすいですが、1つずつ順番に言ってもらえたら、コツコツ確実に仕事をしていけます。

　これまでのあなたの人生は、必死で生きてきた人生だとは思いますが、たった1人で頑張っていたのだと思います。孤独な人生だったのだろうと思います。孤独に闘って、傷つくことが多い人生だったのだろうと思います。でもこれからは違います。いろんな人から支援を受けて、人に手伝ってもらって、無理のない人生を歩んで下さい。これからは多くの人が助けてくれると思います。作業所の指導員とか、ケースワーカーとか、ジョブコーチとか、職場の上司とか、いろんな人があなたを助けてくれます。あなたは目の前で起きている事や状況やその意味を理解するのが苦手です。ですからこれからは周りの人に教えてもらって下さい。どういう状況なのか。何をすべきで、何をすべきでない状況なのか、周りの人に解説してもらって下さい。自分からも尋ねて下さい。尋ねることをしているうちに質問の仕方は上手になります。するといろんなことを理解しやすくなり、辛いことや苦しいことが起きにくくなります。わけが分からず、混乱ばかりだった人生が、だいぶ見やすく、分かりやすくなっていくと思います。これまでは何でも1人で考え、1人で判断してきたのだと思います。でもこれからは、解説者を得て、人と相談しながら決めていきましょう。

　今まであなたは、「友達なんていないし要らない」「この社会の人間なんてみんな敵みたいなものだ」と思ってきたかもしれません。でもこれからは、人に助けてもらって、時に自分が人を助けて、人とつながって、助け合う人生を歩んでいけると思います。今まであなたは、自分1人で頑張ってきたと思いますが、これからは助けてくれる人の助言も受け入れて下さい。1人で頑張ってきたけど、いくらか1人よがりのところもあったと思います。それはあなたが悪

いわけではなく、そうするしかなかったのです。

　困った時は必ず周囲の人に相談して下さい。困った時だけでなく、普段から相談して下さい。普段から自分の状態や自分の考えや自分の気持ちを周囲の助けてくれる人に話すことを練習していって下さい。普段から話が出来ていると、あなたの状態が理解でき、あなたに合った援助がしやすくなりますし、困ったことを防ぎやすくなります。例えば、職場で言われたことが分かりにくかったら、溜め込まないですぐに尋ねたり相談して下さい。悩みを溜めないことが大切です。悩みを溜め込まずに話すと、少し気持ちが楽になることを覚えて下さい。あなたは、他人の気持ちを把握するのが苦手なだけでなく、自分の気持ちを把握することも苦手だと思います。だから、何の気持ちなのかも分からぬまま、「何だが分からないとにかく苦しい」ということになりやすかったと思います。それは悩みを溜め過ぎた時になりやすいものです。溜め込まないで話すようになると、そういう苦しさは減ると思います。

　発達障害だと診断されたことを機会に、お互い人とつながった、人と助け合う人生を生きてもらえたらと思います。人と人は、つながることができるんです。助け合うことができるんです。一緒に楽しく過ごしたり、喜びを分かち合ったりできるんです。それを今までよりも、はっきりできるようになると思います。孤独で辛い人生はもう終わりにしましょう。

〔文献〕
青木省三『ぼくらの中の発達障害』ちくまプリマー新書、2012 年
青木省三『時代が締め出すこころ』岩波書店、2011 年（日本評論社、2016 年）
ローナ・ウィング監修、吉田友子著『あなたがあなたであるために—自分らしく生きるためのアスペルガー症候群ガイド』中央法規出版、2005 年

自分は発達障害ではないかと疑う人たちへ　139

第Ⅱ部　思春期と発達障害

広汎性発達障害への精神療法

はじめに

　「広汎性発達障害への精神療法」とは何だろうか。10年以上前のことだが、精神療法を専門とする精神科医が「この患者はＩＱが70ありません。精神遅滞なので、精神療法の適応はありませんので薬物療法しかできません」と言うのを聞き、私はびっくりして思わず後ろへひっくり返ってしまったことがある。この考えを読者はどう思うであろうか。その精神科医は、精神療法とは例えば力動的精神療法などのような、「きっちりとした」精神療法だけを言うのだと思っているようであった。だが、それと同じ発想をするなら、「この患者は小学生だから精神療法は無理だ」とか、「この患者は広汎性発達障害だから、精神療法は無理だ」という考えになりかねない。

　確かに、幼少期から広汎性発達障害だと診断される重い事例については、療育を中心とした対応が大切で、それはかなり確立してきている。だが、児童期には広汎性発達障害の存在に気づかれず、青年期や成人期になってから「うつ」や不適応など様々な精神症状を呈して精神医療を訪れる患者が昨今、急増（激増？）しており、そういう患者に対して、薬物療法やケースワーク以外にどのような精神療法ないし精神療法的対応が良いのであろうか。

　本稿では、幼少期から重い障害があるタイプではなく、普通の患者として精神医療を訪れたが、どうやら広汎性発達障害的なところがあると思われるような患者への対応について考えてみたい。

140

事例1　21歳男性

　ある日の朝、21歳の男性が全身けいれん発作を起こし、救急車で救急外来に運ばれた。救急外来の医師が診察したが、発作はとっくに治まっているのに、呼びかけても全く反応がなかった。意識がないということで緊急の頭部ＣＴ検査がなされたが、異常は認められなかった。もしかしたら「精神的なものかもしれない」ということで、たまたま精神科当直をしていた筆者が救急外来に呼ばれた。

　呼ばれた筆者は患者に話し掛けた。だが確かに全く反応はない。痛み刺激にも反応は乏しい。「けいれん発作」の状況を知りたかったので、救急車に同乗して来た家族とおぼしき女性に話を聞くことにした。すると、彼女は家族ではなく、彼は知的障害者の施設で生活している人で、彼女はそこの職員だった。彼女から彼について以下のような話を聞いた。

　彼には今までけいれん発作の既往はなかった。施設で暮らしている人の中では優秀な方で、部屋の室長を務めたりもしていた。そして、施設からある工場に通い働いていた。自閉症も伴っていて、細かいことに融通は利かないものの、いつもの決まった仕事なら結構仕事ができていて、職場からも評価されていた。そして、いつものように出勤しようとして施設の玄関を出ようとした時に、突然に全身がけいれんして倒れたのだった。

　「最近、何か生活の中で変化のようなことはなかったですか？」と筆者は尋ねた。すると、最近、工場は仕事が増えて人手が足りず、夜勤の働き手が不足して来て、働き者の彼にも白刃の矢が立ち、夜勤をしてくれないかと言われていた。そして今朝、工場に行ってその返事をすることになっていたのだと言う。

　その話を聞いて謎は解けた。それまで、ベッドで意識のない本人の近くなので女性はヒソヒソ声で筆者に説明をしてくれていた。それゆえ筆者もヒソヒソ声で返していた。だが、ここから筆者は彼に聞こえるように大きな声で話しだした。

　「なるほど、そうなんですか。分かりました。彼は寮でもお利口で立派なんですね。そして工場でもちゃんと働いて優秀なんですね。でも、夜勤なんてしたことないでしょうから、それは大変なことですよね。いつもの通りなら、ちゃんと働けるけど、夜勤をするのは大変でしょう。私は医者ですから、医者と

広汎性発達障害への精神療法 | **141**

して判断します。夜勤は彼には無理です。夜勤の話ははっきり断わって下さい。もう一度言います。夜勤はしてはいけません」

　そして、今度はそばに横たわっている彼の肩を叩きながら大きな声で言った。「良いですか、夜勤はしてはいけません。夜勤はしなくて良いです。分かりましたか？」もう一度肩を強く叩きながら言った「分かったね？　分かったら目を開けて！」。

　彼は目を開けた。「こんにちは、私は村上と言います。大変だったね。じゃあ、体を起こせる？」と言うと彼は体を起こした。そしてベッドから立ち上がった。「いいね、夜勤はしてはいけないって医者に言われたんだからね、夜勤はしちゃいけないよ」と話し掛けると、「はっ、はい」と返事をして、職員と一緒に施設に歩いて帰っていった。この一部始終を見ていた救急外来の医師は、あっけに取られた表情をしていた。

　この症例に筆者が行なった治療は1回だけの介入であるが、知的障害や発達障害がなければこのような展開は起こらなかったと考えられる。このように、「広汎性発達障害への精神療法」を考える際は、これまでの「健常（定型発達）の人」に対する精神療法とはやや異なった、精神療法の概念を広げた発想が必要となる。

事例2　26歳男性

　引きこもりを主訴に母親に連れられて受診した。子ども時代の友人関係について尋ねると、彼は「友達って何ですか。僕に嫌なことをする人たちの事ですか？」と述べた。そして「友達なんか欲しいとも思わなかった。ランドセルに泥を入れられたり、セミを無理矢理食べさせられたりした」とも述べた。

　彼には友達がいなかったのだが、それ以前に「友達」という概念が彼にはなかった。「この世には、一緒に楽しく遊んだり、助けてもらったり、助けたり、張り合ったり、時にケンカしたりしつつも、一緒に過ごしたいと感じるような人」という概念がなかった。「人は孤独ではなく、人と人はつながり、助け合い支え合うことができるのだ」ということを彼は知らずに大人になったのだった。

142

彼へのいじめに対しての周囲の対応を尋ねると、「学校の先生は、そういう生徒を注意したりはしてくれた。先生の見ているところではされなくなった。でも先生のいない所では同じだった」なのだと言う。私が「また同じだったことは先生に相談したの？」と尋ねると、「相談って、チクることですか？」と彼は私に問うた。

　抑うつなど様々な精神症状を訴えて成人の精神科医療を訪れる人の中に、よく尋ねるとこの事例のようなベースを持っている人は稀ではない。本人が児童期からどんな思いで生きて来たかを想像すると胸が痛くなるような事例であるが、「どうしたらこういう事例を防ぐことが出来るのか？」「どうしたら、こういう事例に良い対応ができるのか？」を我々は考えなくてはならない。確かに、「成人期まで悪循環が放置されていた事例に今さら何が出来るのか？」という側面はあり、精神療法などよりも幼児期や児童期からの療育や生活支援がまずは大切であることは言うまでもない。だがそれをすり抜けて成人になってしまってから困ったことになる人が実際に多数いる。そういう事例に対して、我々精神科臨床医は対応をしなくてはならないし、逃げることは許されない。

　「広汎性発達障害への精神療法はこうすればうまくいく」などという確立された正攻法はまだあるわけではなく、筆者を含めて多くの臨床家が、試行錯誤しつつ悪戦苦闘していると思われる。それゆえ、エビデンス等はないが、筆者が経験的に感じていることや小さな工夫を、読者の参考になればと思って述べてみたい。

話をしっかり聴く

　「傾聴」は精神療法の基本とされる。だが、発達障害がベースにある人は、こちらが「傾聴」したつもりでも、「聴いてもらえた」と感じることが簡単ではない。さんざん話を傾聴したつもりでも、「全然聴いてもらえなかった」と言われて愕然とすることもある。そういう時にまずやってみると良い方法の1つは、「復唱」や「要約」を繰り返しながら傾聴することである。例えば、「家に帰っても、職場で言われたことが急に思い出されて、そして手首を切りたくなったんですね？」「そうなんです」というような形で「傾聴」してゆくと良い。

広汎性発達障害への精神療法 143

健常の人だと、この復唱や要約をやり過ぎると、とても不自然な会話になってしまうのだが、発達障害をベースに持つ人だと、幸いにもこの「不自然さ」を本人が感じないことが多い。そして、ただ聞き流すよりも「聴いてもらえた」と思ってもらえる確率が高くなる。逆に、復唱や要約を多用してみても、けげんな表情をせずもっと話せる感じになるのなら、発達障害をベースに持っているのかもしれない。

　ただ話を聴くだけでなく、書くことも有効である。筆者は、状況を紙に図で書くとか、しばしばしばしばホワイトボードを使う。本人が話す状況を矢印などを交えて、ホワイトボードに描く。そしてホワイトボードを指差しながら、「これがこうなって、こうなって、それであなたがこんなにしんどくなっている、ということ？」などとやると、「分かってもらえた」と思ってもらいやすい。

お土産

　復唱や要約、書くことなどによって「聴いてもらえた」と感じる人であれば、それは実は対応にさほど苦労はしない人であろう。実際には、そうやって傾聴をしていても、しばらく通院していると、「話を聴くだけで何も解決しない」「話を聴くだけならここに来る意味はない」と言って本人が怒り始める事例が少なくない。「話を聴くだけで次々に解決する」はとても無理だとしても、「話を聴くだけではなく、解決に向けて〇〇をやっている」と本人が感じるような介入が必要になる。

　例えば主訴に不眠があれば、睡眠相後退／前進症候群で用いるような睡眠スケジュール表を書いて来てもらうなどが1つの方法である。診察では患者が書いてきた睡眠スケジュール表を見ながら相談を受け、具体的にやってみることを考え、それを紙に書いて渡す、などの工夫が役に立つ。

　抑うつが主訴の場合なら、「うつに対しては、軽い運動が治療として効果があることが分かっています。まずはウォーキングくらいが良いと思います」などと話し、「するなら朝が良いですね。体のリズムを整える効果もあります。朝何時からすることにしましょうか？」などと具体的に指示をする。「何分くらい歩けそうですか？　歩きたいコースはありますか？」なども話題にし、地図を持って来てもらってコースを一緒に考えるななども良いやり方である。

これらの「お土産」は、本人が納得していったん決めると、広汎性発達障害的特徴のためもあって、継続されやすい。このような介入は、健常者向けの精神療法では「精神療法の本質ではない」と考えられやすい。しかしこのような介入をバカにしてはならない。「一緒に何かしている。解決に向けて一緒に努力している」という雰囲気が、精神療法の本質的なものの1つなのではないか、と筆者は考えている。

相談する関係

　これは先の「お土産」と似た事柄であるが、「受診して相談すると、多少でも良いことがある。ただ自分1人で頑張るより、『相談』することで苦しさや辛さが多少でも楽になる面がある」ことを体験してもらえるような介入を特に当初は考えたい。「人とつながることで何かしら利点がある」と感じてもらい、「人と相談しながら生きて行く人生」を身に付けてもらいたい。

　それゆえ、人に相談して生きて来た面が乏しい事例では、通常の精神療法ではあまりしない、または行なうべきでないような介入も考えたい。例えば、受診したことで主治医が担任の先生に電話をして、クラスで若干の配慮をしてもらえたとか、通院して相談しながらやっていくのなら、今まで親が禁止していたことも一定の条件の元ならば許してもらうように親と話をする、などである。

　確かに、「希望を言えば自動販売機のように何かしてもらえる」と本人が受け取ってしまうのは良いことではないし、できれば避けたい。だが、誰にも相談せず独断専行の人生を突き進んでトラブルを起こすタイプの人に対しては、若干の副作用を覚悟しても、「相談する関係」の確立を目指す方が、今後の予後の改善に大きく貢献すると思われる。

　精神科を受診するに到った彼らはみな相当に孤立している。孤立にも気づいていない人もいるが、彼らの苦しみの元の多くは孤立である。出来ることなら人と交わり、認めてもらいたいと思っているのだが、それが上手くいかないために苦しんでいる人がほとんどである。孤立を解消しようとして、逆に目立とうとするような行動に出てしまい、余計に孤立してしまう人も多い。このことはハッキリと尋ねたほうが良いことが多い。「ここに来る人は、人と仲良くしたいけどできないとか、友達が欲しいけどできなくて、つらい気持ちになって

広汎性発達障害への精神療法 | 145

来る人が多い。そして、友達の作り方をここで相談するために通っている人も多い。友達を作ったり、人に認めてもらうには技術が要る。すぐに簡単にできることではないけど、人との付き合い方を徐々に身に付けていく人が多い。できることなら人と仲良くしたり、みんなから認めてもらいたいと思っているんじゃないの？」と。

　この合意が出来ると、後がやりやすい。学校のクラスや職場の状況を話してもらい、挨拶のしかた、声のかけかた、などから具体的に指導する。苦手な人のと付き合い方については、作戦会議のような形になることも多い。ここでも「相談すると、良いことがある」ということを知ってもらうことが大切となる。

事例3　26歳女性

　患者：人間関係が苦手なんです。

　筆者：どんな時に苦手を感じるの？

　患者：美容院で髪を切ってもらっている時に話しかけられても、何て答えて良いか分かりません。だからいつも、「そうですか」と答えることにしてるんです。人と話していても、相手の表情が分からないんです。私が何か話しても、退屈なんじゃないかとか思うんです。

　筆者：相手がどう思っているのかがわからない、ということ？

　患者：そうなんです。分かろうとするんだけどそれだけで疲れてしまうんです。前に友達に、「表情でわかるでしょ？」とか「空気を読んでよね」と言われて落ち込んだんです。

　筆者：なるほど、じゃあ、ちょっとやってみよう。

　患者：やってみるって？

　筆者：はい、私の表情を見て下さい。私は今、何を思っているのでしょうか？

　患者：全然分かりません。困った患者だと思っていますか？

　筆者：ブブー。ハズレです。今日の昼ご飯は何を食べようかなあと思っていました。

　患者：そんなことを考えていたんですか？　全然分かりませんでした。やっぱり私にはわかりません。

　筆者：（診察の書記をしている学生に向かって）君、分かった？

146

学生：いや、全然分かりませんでした。

筆者：でしょ？　こんなもの、分かるものではありません。私も、あなたの表情を見て、お腹が空いているとか、そんなことまで分かりません。表情を見たら、ほとんどのことは分かるはずなのに、それが自分は分からない、って思っていませんか？

患者：分かるんじゃないんですか？

筆者：楽しそうだとか、怒っている、くらいなら分かることが多い。でも、詳しくはわからないもの。表情をあまり読もうとしないほうが良い。

患者：じゃあ、どうしたらいいんですか？

筆者：分かりやすいものを観察しましょう。例えば、こんな風に、自分の話を聞きながら、一緒に頷いてくれていたら、それは熱心に聞いてくれている証拠。やってみましょう。

患者：こんな風に？

筆者：いいですよ。次に相手の視線を見ましょう。こっちを真っ直ぐ見てくれていたら、自分の話に集中していると考えて良い。けど、何か他の物をチラチラ見ていたら、そちらが気になっていると思って良いでしょう。やってみるよ。こんな感じ。……。

親分子分

　通常の精神療法においては、患者が治療者を「親分のように感じて、その指示に従って生活する」という形は、支配的で依存的な関係になるので、避けるべき事態だとされている。確かにその通りなのだが、人間の発達を考えると、まずは親分子分的な関係を親と作ってから、徐々に対等な関係を人と作れるようになっていくのが人間の成長過程である。広汎性発達障害の人は、同世代との関係が最も苦手であるが、上下関係、誰かの部下、後輩、子分になる形での対人関係に比較的うまくいきやすい。人間関係のやりくりについて、具体的な指導を受け入れてくれるようになると予後は大きく改善されると思われる。

事例4　35歳男性

患者：自殺しようと思います。

筆者：どうして？

患者：父親に復讐したいんです。

筆者：復讐したい？

患者：育て方が間違っていたんです。

筆者：後悔して欲しいということ？

患者：そうです。後悔してほしいんです。

筆者：育て方の間違いを後悔して欲しい？

患者：そうなんです。

筆者：なるほど。わかった。そしたらね、今は自殺したらダメ。

患者：どうしてですか？

筆者：今自殺したら、育て方が悪かったとはお父さんは思わない。

患者：どういうことですか？

筆者：自殺は単に「病気」のせいだと思うだろう。反省したりはしないと思う。

患者：僕が自殺してもですか？

筆者：そう。だから今自殺しても「犬死に」だよ。お父さんに後悔してもらいたんだったらね。

患者：どうしたら後悔してもらえますか？

筆者：いったん良くなるんだよ。いったん良くなってから自殺すれば、病気のせいにすることは出来なくなる。

患者：いったん良くなるんですか？

筆者：本当に良くならなくても良い。良くなった振りでいいんだよ。

患者：良くなった「振り」って何ですか？

筆者：良くなったつもりで行動するんだよ。良くなったらどんな風に行動するだろうか？　って考えてみよう。例えばね、……。

148

弟子入り

広汎性発達障害ないしその傾向を持つ人は、独自の世界を持っていることが多い。それは多くの場合、周囲の者から「オタク」とか「こだわり」と呼ばれ、マイナスのイメージで捉えられてしまいやすい。そして精神療法においても、患者独自の世界を詳しく聞いたり、その世界に治療者が入って行くのは良くないとされることが多いようだ。確かに、それが患者のこだわりを助長したり、良くない事も少なくない。だが、その患者と「つながる」接点が他にない場合、関係を構築するために、あえて患者の世界に入って行くことが治療的関係のきっかけになることがある。患者の世界に入らせてもらう介入を筆者は「弟子入り（療法）」と呼んでいる。そして、弟子入りによって、この世には「自分の世界を理解する人がいる」「この世に話が分かるヤツがいるんだ」「この人は仲間かも」と思ってもらえると、他の事についても、「他者との協調」の芽生えが見られるようになる場合がある。

事例4　30 歳男性

筆者：今日これから処方する薬は「リスパダール」という薬です。

患者：どんな薬ですか？

筆者：以前に他の病院で「セレネース」という薬を処方してもらったことがあるんでしょ。それに似た薬で、セレネースの改良型のような薬です。

患者：じゃあ、セレネースがゼロ戦 21 型だとすると、リスパダールはゼロ戦 32 型のようなものですね？

筆者：ゼロ戦？　ああ懐かしいな。僕もねえ、子どもの頃にはゼロ戦のプラモデルはよく作ったよ。ゼロ戦には詳しいんだね。色んな型があったよね。21 型と 32 型の違いって何だっけ？

患者：昭和 17 年にできた最初のゼロ戦は 11 型です。でも 11 型だと主翼が長すぎて、航空母艦の飛行甲板にあるエレベータにひっかかることがあったので、主翼の先を少しだけ折り畳めるように改良したのが 21 型です。真珠湾攻撃で活躍したのがゼロ戦 21 型です。

筆者：ふむふむ。それで 32 型は何が違うんだっけ。

広汎性発達障害への精神療法 | 149

患者：21 型の主翼を折り畳む部分を切り落としたのが 32 型です。主翼を短くした方が速力が上がるからです。そして、エンジンも 21 型までは栄（さかえ）12 型エンジンだったのを出力をアップした栄 21 型エンジンに変えました。これで速力がアップしました。ゼロ戦は機体を改良すると、10 の位が上がり、エンジンを改良すると 1 の位が上がるんです。

筆者：非常に論理的で的確な説明だね。ありがとう。確か最も多く作られたのは 52 型だったよね？

患者：32 型は速力はあったのですが、航続距離が短くなりました。ラバウル航空隊は片道 1000km も飛行してガダルカナル島上空で米軍機と空中戦をして、再び 1000km 飛んで帰るという大変なことをしていたので、新型の 32 型ではむしろ都合が悪かったのです。そこで再び主翼を延ばした 52 型が登場したのです。

筆者：なるほど。よく分かったよ。順を追って分かりやすく説明するのがうまいんだねえ。それでね、52 型って確かその中にさらに何種類か種類があったよね？

患者：先生もなかなか詳しいですね。52 型には 52 型甲、52 型乙、52 型丙という 3 つの型があったんです。52 型甲はですね、……。

　患者がゼロ戦に詳しいことを知った筆者は、その後しばらく、毎回の診察でゼロ戦講義を受講した。講義は毎回発展し、戦艦大和の内部構造から、帝国海軍の戦術の話にもなった。彼の連続講義が進むに従って、彼の思考パターンを筆者は理解しやすくなった。筆者への信頼感も増していったようで、筆者の様々な助言にも素直に従ってくれるようになった。例えば、職場での人間関係のトラブルを避けるために、人間関係の情報収集を助言した際にも、筆者がミッドウェー海戦敗戦の教訓として情報戦の重要性を話したところ、しごく納得して助言に従ってくれたりした。

　このような事例に接すると我々は、詳しい話に入らずに「話を流そう」としたり、「そんな事に詳しくても人間関係はうまく出来ないよ」と言わんばかりの対応になってしまいがちである。だがそのような対応では患者との関係は築きにくく、「この医者も俺を迫害する憎き世間一般人の 1 人だ」と思われてしまいかねない。

意外な展開

　広汎性発達障害の人への精神療法においては、健常人の場合では通常は考えられないような意外な話の展開になることが結構ある。悪い方向に展開することもあるのだが、意外な良い方向へ展開することも少なくない。それを治療的に利用しない手はない。

事例5　25歳男性

　患者：死のうと思います。

　筆者：死のうと思うくらい、苦しいの？

　患者：そうです。死んだ方がマシです。

　筆者：なるほどね。それくらい苦しいんだね。でもね、それはしちゃいけないんだよ。

　患者：親が悲しむからですか？　親は悲しまないと思います。

　筆者：悲しむとかそういう事ではないんだよ。僕は医者だ。医者は患者の命を助けるのが仕事だ。そうだよね。

　患者：そうです。

　筆者：医者である以上、命がまず第1だ。これは、「医師の職業倫理」と呼ばれるものだ。職業倫理って聞いたことある？

　患者：社会科でならったような気がします。

　筆者：するとね、「患者が自殺する」というのは、これは「医師の職業倫理」に抵触するんだ。抵触するというのは「ひっかかる」ということ。

　患者：ひっかかる？

　筆者：医師の職業倫理に抵触するから禁止事項なんだよ。

　患者：禁止なんですか？

　筆者：そうなんだ。

　患者：じゃあ、僕は自殺はできないんですか？

　筆者：残念ながら、そういう事なんだ。

　患者：困ったなあ。

　筆者：困ることはない。良い方法がある。……。

広汎性発達障害への精神療法 | 151

事例6　30歳女性

　30歳の女性銀行員が、不眠、イライラなどを主訴に受診した。

　患者：職場の1人の女性がパワハラをしてくるんです。私だけでなく、気に入らない人にはパワハラをするんです。パワハラが生き甲斐のような人なんです。許せないんです。気に入らない人には怒鳴り散らします。隠れたところで嫌味を言うんです。なんでそんなに周りに怒鳴り散らすのか私には理解できません。偏狭な人なんです。器がものすごく小さいんです。仕事はできても人間として信頼できない人です。罵倒するんです。仕事には行きたいけど、その人を受け入れることはできません。その人には今すぐ居なくなって欲しいです。自分の価値観を押しつけて来ます。だから今は私は有給を取って休んでるんです。

　母親：去年もこんな感じで1ヵ月会社を休んだんです。基本的には人にはとても優しい子なんですけど、融通が利かないというか、許せないことは絶対許せないんです。私はもう会社を辞めた方がいいんじゃないかって言うんですけど聞かないんです。

　彼女は、号泣しながら話し続け、ハンカチを取り出し、それで涙を拭くというよりも、ハンカチを握り締め、ハンカチの一方を強く噛みしめ、ハンカチを引きちぎらんばかりに引っ張り続けた。その日の診察は、彼女の怒りで診察室が埋め尽くされた。

（次回の診察）

　患者：森田療法の本を読んで、家でやってみました。絶対臥褥をしました。すべてを断つのをやったら、4日目で良くなりました。色々と思い起こすけど、やっていたら良くなったんです。そしたら部署の他の人にも相談ができました。それまでの自分が被害妄想に取り付かれていたと分かったんです。森田療法は森田先生自身が色々悩まれて始められた方法ですよね。

　母親：急に落ち着いたみたいです。嫌がらせする人を「くだらない人間だったと思う」と言うようになりました。

　筆者：素晴らしい！　日本が世界に誇る森田療法を一気に体得したんですね。

個別的対応

　以上、数例の事例を提示したが、患者の個性を把握した上で、その患者に合うように個別的、オーダーメイド的に対応することが大切である。障害の重いタイプとは異なり、軽い発達障害では「その人らしさ」に合わせた対応が必要であり、広汎性発達障害なのだからと画一的な対応を行なってはならない。考えてみれば、「その人に合わせた治療」を行なうべきであるのは、精神療法の基本である。

おわりに

　我々の外来を訪れる、広汎性発達障害の人はほとんどみな、「人とつながりたい」気持ちを持っている。一見、他者との交流を拒否しているように見える人であっても、必ずどこかでも「人とつながりたい」気持ちを持っている。だが現実にはそれが上手くいかず苦しんでいる。社会においては、彼らは一見普通の人に見えるので、彼らの特性が理解されず、「変な人」「困った人」とされてしまうからである。だが、様々な援助者が彼らと社会との間に入り、我々治療者が「人とかかわりたい」気持ちを引き出し、相談してもらい、指導などをすることによって、少しずつだが、「人とつながる」ことが起き始め得る。筆者は治療者として、患者と世間との間の接着剤ないしアダプターになりたいと思っている。

　発達障害への精神療法を考える時、「従来の精神療法が全く通用しない人たちが現われた。困ったものだ」と我々は考えてしまうかも知れない。だが逆に、「従来なら通用しないような方法が、奏効することもある人たちが我々の前にどんどん現われて来た」と考えることも出来る。これは、精神療法の広がりや発展のためには、非常に良いことなのではないだろうか。柔軟な発想を求められるという意味で、広汎性発達障害は、「精神療法というもの」の可能性も拡げてくれるものだと思う。「広汎性発達障害への精神療法」という課題を突き付けられることで、精神療法がさらに発展していくことを願いたい。

広汎性発達障害への精神療法 | 153

〔文献〕

青木省三『時代が締め出すこころ―精神科外来からみえること』岩波書店 2011 年（日本評論社、2016 年）。

村上伸治『実戦 心理療法』日本評論社、2007 年

第Ⅱ部　思春期と発達障害

初老期の自閉スペクトラム症者

はじめに

　成人の自閉スペクトラム症（ASD）を考える際には、対象を2つに分けて考えるのが良い。1つは、児童期からASDであることに気づかれ、障害児として育ち成人している例であり、その大半は主治医などの支援者を児童期から持っている。もう1つは、ASDであることに気づかれないまま児童期を過ぎ去り、青年期以降に何からの症状を呈して精神科を受診するなどして、初めてASDの存在に気づかれたり、疑われるようになった例である。

　昔から発達障害に対応していた児童精神科臨床の場ではなく、一般精神科臨床において、近年、発達障害の問題が言われるようになったのは、上記の前者ではなく、後者の存在が注目されるようになったためである。

　児童期から診断を受けて、現在初老期になっている例は、半世紀近く前の時代に診断されているのであるから、当時はASDの概念はあるはずもなく、診断としては古典的な自閉症の人であろう。そこで本稿では、青年期以降にASDが疑われるようになる例を主な対象として、初老期のASD者の問題を考えてみたい。

診断について

　青年期以降にASDが疑われるようになったということは、児童期にはASDの特徴が顕著でなかったということを意味している。したがって、診断とし

ては広い意味で「グレーゾーン（灰色）のＡＳＤ」の事例だと考えられる。そのような例では、ＡＳＤとの確定診断が得られることは稀である。なぜなら、児童期にＡＳＤの特徴が顕著でなかった患者の幼少期の状態を、中高年の両親から詳しく聞き出し、幼少期からＡＳＤであったと診断するにはかなりの困難を伴うからである。初老期になってからの初診の場合だと、両親は既に死去している例も少なくない。両親が生存していても、はるか昔の状態を詳しく聞き出せる状態ではないことが大半である。それゆえ、本稿で扱う事例は、「現在の状態からするとＡＳＤが疑われるが、確定診断は困難な事例」にならざるを得ない。

症例 1

受診に至る経緯

　60歳の男性。小さな不動産会社で働き、頑固だがしっかり仕事をする人だった。趣味は車で、2〜3年ごとにいろいろな車に買い替え、かなりのお金をつぎ込んできた。60歳で定年となるも、再雇用で65歳まで働き、65歳で退職して引退した頃から物忘れを自覚するようになった。近医への通院が始まり、認知症の始まりの可能性を指摘された。小さな物損事故を起こしてしまったことをきっかけに、周囲も運転を止めるように説得したところ、本人も覚悟を決めた。運転免許を返納し、車も処分した。それまでは車が何よりの楽しみだった本人としては、意外なほどあっさりした行動だった。

　だが、その後から本人の元気がなくなり始めた。食欲もなくなり、体重が7kg減少。「楽しみがないから、生きていても仕方ない」と希死念慮も口にするようになったため、67歳の時に精神科を初診となった。

初診とその後の経過

　初診では、食欲がなく、味の美味しさも喪失、意欲と興味、喜びの減退、不眠と抑うつ気分、そして希死念慮を認めるため、「うつ病」として抗うつ薬投与が始まった。抗うつ薬を使うことで、徐々に症状は軽減し、うつ状態はかなり軽減した。だが、妻の言動にイライラすることが増えてきた。抗うつ薬を減らしたり変更したりするなど薬物調整を行ったが、イライラはおさまらず、妻

に大声で怒鳴ってしまうことも増えてきた。本人としては、些細なことに腹が立って怒鳴ってしまい、そのしばらく後には悪かったと思うのだが、腹が立ったときには我慢できなくなるのだと言う。妻によると、「若い頃から言い出したら人の言うことは聞かない人」だったが、妻への怒りっぽさはこれほどではなかったそうである。

イライラのため間食が増え、体重は減少前の元の体重を超えて、糖尿病も指摘されるようになった。糖尿病の食事指導も受けていたが、食生活と生活リズムは独特だった。19時には眠前薬を服用して入眠するが、夜中の1時には目が覚めてしまう。するとすぐに起床し、夜中の2時に"朝食"としてパンを食べる。その後はすることがないので、夜中に洗濯と掃除をする。朝7時に"昼食"としてリンゴとヨーグルトを食べる、というパターンだった。糖尿病なので果物は避け、パンをご飯に変えるよう内科で指導されるとご飯に変えたが、夕方から眠り夜中に起床して洗濯などをする生活は続いた。そして、「仕事がなくなり、車と免許も取られて、甘い物も取り上げられたら、生きている意味がない」と言い、抑うつも悪化した。

毎週の外来で話を聞くと、「寝たきりです」と述べるのだが、外来受診日は病院の喫茶店でモーニングを食べ、診察後には食堂でランチを食べるのが唯一の楽しみとなり、週に1日だけはそういうことができるのだと言う。診察においても「もうダメですわ」と言いながらも笑顔を見せたりもする。

これらのことから単なるうつとは考えにくく、躁うつ混合状態などの可能性を考え、気分安定薬を追加投与したりしたが、イライラは継続し、抑うつ感や倦怠感などの抑うつ症状はやや軽減と増悪を繰り返した。動作は徐々に遅くなり、歩行もおぼつかなく杖歩行となった。本人のイライラや怒鳴ることに妻は消耗し、本人も妻と一時でも離れたいと言い、2人が揃って入院を希望した。初診から1年半経ち、主治医としても行動観察、診断の再考、治療の立て直しが必要と考え入院となった。

入院後経過

入院の少し前から本人は電子機器に凝り始め、2台目の携帯電話に加えて、スマートフォンとタブレットも購入していた。入院してみると、ベッドのテーブルに携帯電話2台とスマートフォンとタブレットの4つの機器を並べ、取扱

説明書と格闘を始めた。取扱説明書を何度読んでも使い方がわからないため、携帯電話会社の無料サポートに電話をかけるのだが、本人の理解が悪いためか、なかなか納得ができない。1日に2時間も3時間もサポートへの電話をしていた。妻が「そんなに何時間も電話したら、変な人だと思われて嫌がられるから、もうやめたら？」とたしなめても、「それがその人の仕事なんだ。何時間でも説明する義務がある」と意に介さなかった。電話ではらちがあかないと言って、妻を呼びつけて外出し、携帯電話販売店に乗り込み4時間近く説明を求めたりもした。とても、エネルギーがない状態とは言えなかった。言動については悲観的な内容を述べるのだが、入浴の後などには「さっぱりした」と言って笑顔も見せた。イライラについては、入院後は納得がいかないと何度も言ってくるなどはあったが、スタッフに怒りを向けることはなかった。

どう考えたか

入院後のこれらの状態は「うつ状態」ではないと考えた。そのため、抗うつ薬を漸減し、気分安定薬中心の処方へと変えていった。杖をついての足元のおぼつかない歩行については、理学療法士から「杖に頼った歩行のために、かえって歩行が不安定になっている」との指摘があり、杖使用をやめてもらったところ、背筋を伸ばしての歩行が可能になった。

今後の生活についての希望を尋ねたところ、「車も取り上げられて、自転車もふらつくからと取り上げられた。杖なしでは歩けなくなっていたけど、今は杖なしで歩けるようになってきた。なんとか自転車にのることができるようになって、自分の好きなところへ自分で行けるようになりたい。そうしたら、妻とのケンカも減ると思う」と述べた。普通の二輪自転車は危ないと思われたが、大人が乗る3輪式の自転車ならば可能かもしれないということになり、「3輪車に乗れるようになること」を今後の目標とし、それに向かっての身体的なリハビリを入院中の治療方針とすることにした。

その後

この治療方針に本人は深く納得し、積極的に身体リハビリを頑張るようになった。ベッドサイドでも、ペットボトルに水を入れた「水ダンベル」を自ら持ち上げる練習を始め、病棟廊下の手すりに捕まってのスクワット運動も自主的

にするようになった。リハビリに気持ちが移るとともに、「電話サポートへの執拗な電話は控えましょう」というこちらの助言にも素直に従うようになった。病棟スタッフが感じる本人への印象も、当初は「ややこしいことや細かいことにこだわる、対応が難しい人」という感じがあったが、徐々に「融通は利かないけど、真面目で素直な人」へと変わっていった。

　一方、物忘れについては、徐々に進んでいる印象があり、うつ状態ではなくなってから改めて調べると、長谷川式で30点満点の19点と低下を認めた。頭部MRIは若干の萎縮はあるものの、年齢相応の範囲内と言える程度であった。身体リハビリを中心とした入院治療を3ヵ月頑張り、妻へのイライラと怒りっぽさはなくなりはしないが軽減した状態となり、無事に自宅退院となった。

小括

　生育歴について尋ねてみたが、「問題はなかった」そうで詳細は不明である。頑固で「仕事では厳しい人」で、やや変わった人でもあったようだが、厳しい対人交渉も必要となる仕事をちゃんと定年まで勤め上げている。発達障害だと診断することはできないが、老年期になり、認知などの能力が衰えてきたときに、能力の影に隠れていた「本人の元々の特性」が表面に現れてきた、と考えることは、本例の理解には有用だと思われる。そして、「気に入ってこだわった事柄は、とことん頑張る」というこれまた本人の特性を利用して、昔は自動車、入院後は電子機器に向かっていた本人の興味を、「身体リハビリ」に向けることに成功した。「本人の隠れた特性」の理解が治療的に使える可能性に我々は常に留意すべきである。

症例2

受診の経緯

　60代の女性。夫と自分自身の両親との4人暮らし。半年ほど前から、匂いや埃、湿気などに敏感になり始めた。最初は「お花の匂いがきつい」「エアコンの冷気がダメ」で始まり、「洗剤の匂いが服に残る」と言って洗濯洗剤が使えなくなるくらいだった。だが徐々に、「この部屋はカビ臭い」「土壁の匂いがする」「湿気がひどい」などと言って、入ることができない部屋が増え始めた。

初老期の自閉スペクトラム症者｜159

また入浴もできなくなり、「外は排気ガスがきつい」「冷気に当たると苦しくなる」と言って外出もできなくなった。限られた同じ物しか食べられなくなり、また家事もできなくなり、夫が家事を代行するようになったが、次第に半寝たきりの状態になったため、精神科受診となった。

初診とその後

夫に付き添われて診察室に入ってきた本人は、歩行もおぼつかなく、髪はボサボサ、眼鏡もレンズの汚れがよく分かり、やつれたような状態だった。感覚すべてが敏感になっており、それに疲れ果てているようだった。まずは器質性疾患の鑑別が必要と考え、内分泌疾患など内科的疾患の可能性も考えて内科にも診てもらったが、問題ないとのことであった。頭部MRI検査も行ったが、問題はなかった。感覚過敏による二次的なものかもしれないが、不安感、興味と意欲の減退、および抑うつ感と悲観的思考も認めたため、SSRIを処方したところ、翌週には改善しはじめ、1ヵ月ほどで軽快。その後は普通に家事や両親の世話もできるようになった。少量のSSRIを維持量として継続し、年に1〜2回、1〜2ヵ月間の不調はあるが、概ね軽快した状態が3年ほど続いた。主治医としては身体表現性障害またはうつ病であろうと考えていた。

時々不調の時期がありつつも服薬を続けていれば調子は元に戻っていた。だが、軽快が3年続いた頃、高齢の両親が介護を要するようになるにつれて不調になり、薬に対しても敏感となり、服薬できなくなってしまい、初診の頃のような悪い状態になってしまった。さらには錯乱して大声で叫ぶような状態になったため、夫が救急車を呼び救急病院へ搬送され、そこで少量の抗精神病薬を服用して少し落ち着き帰宅した翌日、外来再診し入院となった。

入院生活

入院時は、「何をどうして良いかわからない」「トイレもいつ行けばよいのかわからない」などの困惑が強かったが、入院後数日で落ち着いた。そして、入院4日目の朝には「今日は調子が良い。家の近くの喫茶店でモーニングを食べて、本屋に行きたいわ」と述べ、笑顔も見せた。錯乱して泣き叫んでいたにもかかわらず、入院後数日で笑顔が出る変化は唐突で、うつ病に伴う身体表現性症状としては不自然な印象を持った。その一方で、病棟生活の中では些細なこ

とでパニックになり、本人が変化に弱い特性を持っていることが明らかになった。例えば入浴時には、「まずはこれを脱いで、こうやってここに置いて……」などと手順を確認しながら服を脱いでいた。そして、ソックスとパンツ、どちらを先に脱ぐかで迷い、行動が停止した。浴室でも1人で手順を確認しながらシャンプーを取ったりリンスをしたり体を洗ったりしていた。手に取った物を置く位置も気にしており、間違った物を手に取ると、混乱して行動が停止した。また口腔ケアを受けたところ、「歯がおかしくなった」と言って混乱し、「部屋の温度設定が変わった」と言っては混乱した。家では特に匂いに敏感だったので、病棟のさまざまなに匂いに反応すると予想されたが、入院後は匂いへの敏感さは特に見られなかったのも奇異な印象だった。代わりに、状況の変化や手順へのこだわりが前景に現れた。

生育歴

病棟での小さな変化に混乱したり手順にこだわる本人の様子は、まるで自閉症児のようであった。生育歴については、老齢の本人の両親からは聞くことができなかったが、本人は「若い頃から人付き合いは苦手だった」「学生の頃にみんなの輪の中に入れないことを悩んでいたことがあった」などと教えてくれた。だが夫は、このような状況変化に混乱する傾向はこれまでは特に見られなかったと言い、2人の子どもを育て上げる中でも、夫として対人関係の問題があるとは感じなかったと述べた。むしろ夫としては「調子が良くなって両親の世話を再びし始めてから、また悪くなったように思うんです。両親の世話につかれたのだと思う。頼まれると本人は断れないんです」と述べ、介護のストレスが原因だと考えていた。そして、「もう親との同居は無理だと思います。近くにアパートを借りることにしたい」と述べるので、我々もその方針を支持した。夫は早速行動して入院中にアパートを見つけてきた。本人も病棟生活に慣れるとともに、徐々に混乱は起きなくなくなり、1ヵ月半ほどで退院となった。

退院後

退院後は、夫と2人での生活となった。感覚の過敏さもなくなり、何でも食べられるようになった。家事も普通にできるようになった。状況変化や手順に混乱することもなくなり、デパートへ行ってショッピングを楽しむこともでき

初老期の自閉スペクトラム症者 | 161

るようになった。寛解といえる状態が続いた。だが、退院から1年半くらい経ってから、両親の2人暮らしが困難になり、再び同居して介護をするようになった。同居介護になってもしばらくは元気にしていたが、同居4ヵ月目ころから感覚過敏が再び始まった。慌てた夫が、同居をやめさせ夫と2人の生活に戻ったが、症状は改善せず、今度の感覚過敏は目の違和感や痛みの形で現れ、再び臥床がちとなり、軽い褥瘡も認めるようになり、2年ぶりに再入院となった。

再入院

入院時には、不安、強い混乱、感覚過敏、多彩な身体症状が、前回入院時同様に認められた。混乱は徐々に落ち着くとともに、変化への反応やこだわりも前回同様に見られた。入院生活に慣れるにしたがってそれらも徐々に軽快し、3週間の入院で退院となった。退院後は、両親宅にはヘルパーなどに入ってもらい、本人は決して関わらないようにしてもらい、寛解した状態が続いている。

小括

当初はうつ病を考えたが、入院数日で笑顔が見られ、感覚過敏とこだわりが継続する経過はうつでは説明がつかなかった。そして、こだわりや状況変化で混乱するなどの発達障害的症状が目立つ時期があり、全体の回復に伴い、発達障害的症状も見られなくなり寛解した。だが、介護ストレスにより、同様の病相が再度繰り返された症例である。本症例の生育歴は大きな問題はなかったらしいという以外は不明であり、2人の子どもを問題なく育て上げ、夫としても問題を感じたことがなかったのであるから、発達障害があると言ってしまうのは無理があるだろう。だが、発達障害の特性を持った人は、精神的に余裕がある時期にはその特徴が隠されているが、ストレスがかかった時に発達障害特性が顕在化する。若い頃は余裕があったが、加齢に伴いストレスに弱くなり、中高年になってから初めて状況に適応できなくなる人もいる。そのように考えると、発達障害かどうかはわからないが、ストレスがかかった時に、本人がもともと持っている特性が顕在化し、本人が余裕を取り戻すと本来の特性が見えなくなるという経過を示す例だと考えることができる。「危機的状況において、本人の持って生まれた特性が現れる」好例だと理解したい。

162

症例3

　50代の男性。出勤困難を主訴に受診した。工学部の化学系学科を卒業後、化学工場に就職し、まじめに働いてきた。最近になり、出勤が苦痛になり、職場にいるのが苦しくて仕方ないので受診したのであった。よく話を聞くと、化学工場の排水の水質管理をする小さな部署で、彼はひたすら試験管を振って水質分析の仕事をしてきた。最近になって、上司が定年となり、自分が室長になったものの、管理職として自分が何をして良いのかわからなくなったのだった。職場での彼の状態を詳しく知りたかったが、彼の説明は要領を得なかった。ただ、部下に「室長、大丈夫ですか？　今日はもうお帰りになられた方が良いのではないでしょうか」と言われるそうなので、とても仕事にならない状態であることは確かであった。妻から話を聞くと、「最近は家でも様子がおかしくて、家の中をウロウロと歩き回ったり、大声で独り言を言ったりする。元々は家では無口な人で、家では仕事の話は一切しない人。釣りだけが趣味。けど、私が風邪で寝込んでる日にも、私を放っておいて釣りに行ったりする、情がない人。真面目だからと見合いで勧められて結婚した。確かにお酒もギャンブルもしない真面目なのは良かったけど、……」と妻は述べた。児童期の様子を本人に聞いても要領を得ないが、休み時間は図書室で図鑑を読んでいたらしかった。

　結局「適応障害」との診断書を書き、しばらく休んでもらった。家ではそれなりに休めるが、再び出勤を考える時期になり、妻に「どうするの？」と言われると、フリーズしたように反応がなくなり、出勤は不能であった。いくらか薬物療法も行ったが無効であった。

　今後について検討するため、彼を知っている総務の人に来てもらった。その人によると、若い頃から真面目で融通は利かないが、仕事は堅実でトラブルになるようなことはなく、やりとりも普通だったそうだ。だが、室長になってからは、呼びかけても反応が鈍かったりするなど、言動に奇異さを感じるようになったという。筆者は単刀直入に、降格処遇が可能かと尋ねた。その話に本人ははじめはフリーズして反応がなくなったが、定年までの数年を考え、このままの退職と、降格で定年までとの生涯年収予測を計算してもらう宿題を出したところ、納得してくれた。降格後、彼は復職を果たした。元の立場で元の水質分析を再開してから、彼は落ち着いた。そして、柔らかい笑顔も出るように

初老期の自閉スペクトラム症者　163

り、初診時とは別人に戻った。まるで自閉症者のようだった彼は、ストレス状況が去ったことで、「普通」の人に戻った。

初老期の課題

　3つの事例を示したが、ASD者が初老期になって事例化する典型的パターンは以下のようなものであろう。壮年期には、本人の真面目さや、こだわる特性を仕事に活かすなどで、職人的な能力を発揮したりもするため、ワンパターン化したそれなりの安定した生活が得られやすい。職人的な能力があれば、対人コミュニケーションなどの社会性の問題が多少はあったとしても、大目に見てもらえたり、誰かが尻拭いをしてくれたりなどによって、人生における他の時期よりは比較的安定した時期になりやすい。だが、初老期になると、管理職になるとか、逆に閑職に追いやられるとか、リストラに遭う、定年を迎える、子どもが巣立つ、親の介護など、大きな環境の変化が起きやすい。そしてその環境変化に適応ができなくなって事例化するパターンである。そのような時期には、何かにのめり込んだり、趣味を次々と変えるなどの本人なりの対処行動が見られやすい。それがうまくいくパターンもあるが、そこからこれまでのリズムや安定を崩してしまう例が少なくない。仕事だけを真面目一筋のような人もいるが、「ハマる」ものを次々に変えることで綱渡りのように息をつないでいる人も少なくない。身体的にも衰えを感じる時期でもあるので、自己の健康に心気的になるパターンにハマってしまって受診に至る事例にもよく遭遇する。ASD者が初老期になってから、お酒にハマってしまうのもよくあるパターンである。

　壮年期は、本人なりの真面目さとワンパターンさによって、それなりの安定が得られやすいのに比べ、壮年期の安定に至るまでの青年期と、壮年期の安定から降りる時期である初老期は、ともにASD者が事例化しやすい時期であるといえる。だが考えてみれば、「初老期は環境の変化が起きやすく、変化に適応できないと事例化する」というのは、何もASDに限ったことではない。すべての人にとっての人生の課題である。ASD者は、人生における生活や立場の変化に対して、人並み以上に不適応を起こしやすい人たちである。

　このように考えてみると、初老期ASD者の困難はいわゆる内因性の退行期

（初老期）うつ病のそれとよく似ていることに気づく。考えてみれば、初老期の課題は定型発達者もＡＳＤ者も基本的には同じである。そういう目で退行期うつ病など初老期に精神症状が始まった患者を見ていると、その中のかなりの例でいくらかのＡＳＤ特性を見出すことができる。

灰色診断のすすめ

　初老期ＡＳＤでは確定的な診断は困難である、と述べた。事例の２例目、３例目のように、灰色ＡＳＤはストレス状況によって、黒にも白にも変わる。状況によって、まるでカメレオンのように変化するので、「白黒つける」的な診断に馴染みにくい。「All or nothing」思考は無理がある。「曖昧でなく正しい診断が正しい治療につながる」は正論ではあるが、「元来灰色で状況によって白にも黒にも変化するもの」に対して無理やり「白黒つける」のは、正確な診断ではない。「灰色であり白黒間を移動する」こそが正しい診断である。したがって、筆者は灰色診断を積極的に使う。そして灰色の範囲を広く扱う。幼少時からの障害者（黒色）と、全く問題ない定型発達（白色）を除けば、残りすべて、すなわちＡＳＤが疑われる例の大半は灰色に該当する。白黒つける診断は、過剰診断や診断によるトラウマや心因反応など、厄介な副作用が起きやすい。診断の害や拒否が少ないことは灰色診断の最大の利点である。

　本人や家族にどう説明するかも大変重要である。「あなたはこだわりが強いタイプ」「状況の変化が苦手」「人の微妙な気持ちや企図を読むのは下手」など特性への説明に同意が得られるなら、それが告知であり、障害や病名を使う必要がない例が多い。白黒つける診断とその告知を目指すと、話がこじれやすい。ただ、はっきりと告知することで、「これまでの困難だらけだった人生の謎が解けた」と感じて、スムーズに受けて入れてくれる人も一部にいる。本人の特性に合わせた説明方法を考える必要がある。「あなたの病気は、環境変化に上手に適応できなくて様々な精神的な症状を呈する『適応障害』と呼ばれるものです。そして、あなたが適応障害になったのは、先程述べた『融通が利かない』『変化に弱い』など、あなたがお持ちの特性がかなり関係しています……」という説明から特性説明へと入っていくことを筆者はよく行なう。

初老期の自閉スペクトラム症者｜165

支　援

　さて、初老期という変化の状況に適応できないことで事例化したＡＳＤ者に対して、どのような対応が求められるであろうか。害のなさそうな趣味に没頭してもらうとか、定年後に単純な行動でできるボランティアなど、他の何かにハマってみるように勧めることもある。犬や猫を飼うのが良かった人もいる。何かしたいことがあるなら何でも良いかもしれない。だが、それは、壮年期に本人を支えたほどの安定させる力はないのが普通である。壮年期と同じように自分を支えてくれるとは思わないことが必要である。だがその「ほどほど」ができにくい人たちであるので、話はそう簡単ではない。

　筆者が重要だと感じており、よく使うのは「人生の俯瞰図」である。ＡＳＤ者は何かにハマりやすいが、自分がどこにいるのかはわかりにくい。「定年が近づいた頃から、いろんな趣味をされたんですね。でも定年後からは趣味がコロコロと変わっているのですね」などと話すと、「趣味がコロコロ変わっていることに今初めて気づきました」と述べたりする。「趣味にハマり込むのは、職人と呼ばれた頃のような充実感をついつい求めてしまうからなのかもしれません。しかし、職人のような充実感を求めることが自体が無理があると思います。定年後の過ごし方として意外とお薦めなのは、毎日朝夕に１時間散歩をして、新聞を隅から隅まで読むことです。毎日することとして決めてしまうと、生活が安定します。そして、家庭菜園を始める人もいます。レンタルＤＶＤ屋で毎日１本映画を借りることにした人もいます。これらは働いている頃にはできなかったことですよね。これまでの生活とは違う、第２の人生ですから。したいことがあればされたら良いですが、無理に何かする必要はありません。何もしない『ご隠居生活』もお薦めですよ」などと説明することも筆者はよく行う。心気的になって受診した例では、「初老期という身体にガタが来始める時期」という説明と、「こだわり特性が身体に向いたために起きた症状」との俯瞰図的な説明で、納得して楽になる例が多い。治療や支援として特に何かを行うわけでもなくても、ＡＳＤ者にとって苦手である俯瞰図を提示する役割は、治療者にできる重要な支援の１つである。

　支援のもう１つの対象は、家族などの本人に近い人である。家族の多大な忍耐と許容によって、これまでの生活が成り立っている例が多い。本人が定年を

迎えるまでと思って、妻が離婚に向けてせっせと貯金をしていた、なども稀で
ない。中高年の女性患者から夫についての話を聞いていると、夫は灰色ＡＳＤ
かも？　と思われる例は結構多い。熟年離婚を考えている人の多くは、配偶者
が「人の気持ちを全然分かってくれない」と述べる。初老期の灰色ＡＳＤは意
外と巷に溢れているのかもしれない。このように、家族はこんなに忍耐と許容
と尻拭いをしてきているのに、本人から感謝されることがほとんどない。「さぞ、
ご苦労だったでしょう。誰にも文句を言わずに、ここまで我慢してこられたの
ですね。そういうことに気づきにくいご本人に成り代わりまして、私がお礼を
申し上げます。ありがとうございます。これからはお１人だけで頑張らなくて
も良いですよ。一緒に考えてゆきましょう」と筆者が労をねぎらうと涙を流し、
熟年離婚への手続きを止めてくれた人がいた。

おわりに

　初老期のＡＳＤについて述べたが、初老期は本人が元来持っていた特性が顕
在化、先鋭化しやすいので、灰色ＡＳＤとそのトラブルは意外と巷にあふれて
いるのではないかと筆者は考えている。何とかこここまで生きては来たが、様々
な困難があったであろう本人の人生に思いを馳せ、家族の苦労に思いを馳せ、
本人と家族の今後が少しでも良いものになるよう、支援を行いたい。

〔文献〕
　本田秀夫「成人期の自閉症スペクトラム」『児童青年精神医学とその近接領域』56 巻 3 号、
322-328 頁、2015 年
　青木省三、村上伸治編『大人の発達障害を診るということ―診断や対応に迷
う症例から考える』医学書院、2015 年
　青木省三『ぼくらの中の発達障害』ちくまプリマー新書、2012 年

第Ⅲ部
番外編

第Ⅲ部　番外編

精神科外来における
予診と診察の書記、陪席

はじめに

　精神科での初診時は正式な診察の前に、予備診察として予診（インテーク）が行なわれることが多い。予診とは、本診察に先立って、来院に至る大まかな現病歴と主訴、既往歴、家族歴、生活歴、アレルギー歴などの基本情報を聴取するものである。予診については笠原嘉による優れた著書があり、笠原は予診の機能として、①教育的側面、②情報提供的側面、③初回面接的側面の3つを挙げている。上手に聴取された予診は、診察を助けるだけでなく、診断や治療方針にも多くのヒントや示唆を与えてくれる。

　臨床研修における「学び」は、「教えてもらう（座学）」「実際を見て学ぶ」「自分でやってみる」の3つから成り立っていると考えられる。精神科診療において、診察（面接）は最も重要な手技の1つであり、それを自分でやってみる場としての予診と、それを学ぶ場としての診察の書記および陪診は、今もなお重要である。

問診表

　初診の場合、多くの医療機関が本人や家族にまずは「問診表」の記入をお願いしている。この問診表には多くの有益な情報が詰まっていることが多い。例えば、ある若い男性が本人のみで受診した。主訴の欄はミミズが這うような字でひとこと「苦しい」とだけ記載があり、他の欄は空白だった。この例の診断

170

は結果的には境界性パーソナリティ障害だった。また、ある例では、主訴の欄には「仕事のストレス」とだけ記載があり、「他に困ることは何ですか？」の欄に、「眠れない」とあり、最後の「何か他に付け加えたいことなどがあったらお書き下さい」の欄に、「過食、死にたい」と記載があった。最も重要な訴えが「主訴」となるとは限らない。まずは問診表を熟読して、どんな患者かを連想し、その上でどのように予診を行なえば良いかを考えたい。受付の事務職員からも本人と家族の様子を聞いておきたい。それは非常に有益な情報である。

誰から話を聞くか

予診の際には、待合室に向かって名前を呼んで呼び入れることになるが、誰から話を聞くかがまずは重要なこととなる。例えば、言動がおかしい息子を親が連れて来たような場合、親が本人の前で言動がおかしい様子を話すと本人が怒りだしかねないので、親は「親である私が先に話をさせて欲しい」と思っていることが多い。一方、本人としては「親が先に入ったら、何を言われるか分からない」と思っていることが少なくない。そんな状況で、我々が名前を呼んだとしたら、本人も親も「自分が先に入る！」「いやお母さんが先よ！」などと言い合い、待合室で親子ゲンカが始まったりする。待合室に向かって名前を呼ぶこと自体がかなりの臨床介入であることを認識しておく必要がある。名前を呼んだ時に本人と家族がどのような反応を示したかはつぶさに観察しておくべきである。

名前を呼んで、本人と家族が一緒に予診の部屋に入ってもらえるなら、まずはそれがいちばん良い。誰が入るかでもめたり躊躇したりしているようなら、「まずはご本人と家族の方が一緒に入って頂ければと思います。ですが、順番に別々にお話を伺うことも出来ますよ」と伝えるのが良いだろう。別々の場合は本人を先にするべきである。

ある研修医は、両親が本人を差し置いて先に話をしたいと希望したため、まず母親だけに入ってもらって予診を始めた。すると、しばらくして待合室に座っていた本人が急に立ち上がり、「お前たち！　俺をヤクザに売り渡そうとしているな！　そうは行かないぞ！」と叫び始めた。

精神科外来における予診と診察の書記、陪席　**171**

予診の最初にすること

　患者や家族を予診を行なう部屋に呼び入れたら、まずは自己紹介し、予診というものについて説明することが必要である。患者や家族は、白衣を着た者が目の前に現われると、その者が自分を診察する担当医だと思ってしまいやすいからである。

　自己紹介をしたら、誰が本人であるか、一緒に入って来た家族がそれぞれ誰であるのかを尋ねる。これを怠ると、母親が娘を連れて来たのだと思って話を聞いていたら、「あっ、担任の先生なんですか」とか、父親が息子を連れて来たのだと思っていたら、「あっ、会社の上司の方ですか」ということが起こりうる。予診室に入った人全員を1人ずつ、間柄を尋ねて同定する。待合室に残っている家族がいればそれも尋ねておく。本診察の際に、「そう言えば、お爺ちゃんも来られてるんですよね。ちょっと入って頂きましょう」という展開がありえるからである。

主　訴

　人物の同定が済んだら、主訴を尋ねる。問診表があるなら、「先ほど書いて頂いたこの用紙には、○○と書かれていますが、詳しく教えて頂けますか、いつからどのように困られるようになったのですか？」などと尋ねる。紹介状があるなら、紹介状の概要を説明した上で尋ねるのが良いだろう。筆者は「今までのこと？　すべて紹介状に書いてあるんでしょ？　読んでないんですか？」と言われたことがある。紹介状は本人の前で読み上げるべきと考える医師もいるが、精神科では本人には言えない重要な情報が紹介状に記載されていることも多く、紹介状を書いた医師は記載内容は本人には隠されるのが当然と思って書いていることが多い。一方、紹介状が既に開封されていたり、開封済みには見えないが、実は家族とこっそり開封して中身を見ている、ということもしばしばある。紹介状を本人と家族にどのように説明するかは、予診開始前に検討しておくべきである。

　尋ねる側としては、家族歴、家族構成、生育歴、生活歴、既往歴などを聞いた上で、主訴と現病歴を聞くと理解しやすい。だが、話す側としてはその順番

で話すのは難しい。やはりまずは主訴と現病歴から話してもらうのが話しやすい。現病歴を話していると、途中で家族の話が出て来るので、その時に家族構成や家族歴を尋ね、その後に既往歴や生活歴、アレルギー歴などを聴取するのがスムーズであろう。

現病歴

　主訴に続いては、まずは患者家族が話す現病歴をそのまましばらく、話をさえぎらずに傾聴するのが良いだろう。予診においても既に精神療法は始まっており、我々が患者に信頼感を得る（ラポールを形成する）ことも予診の重要な役割であるからである。最近の話やかなり過去の話が錯綜しながら話されることが多いので、紙に数直線を引き、そこに年表のように書き入れながら話を聴くのが1つの方法である。これは、話を聴く者が何とか話を理解しようとして工夫していることを示すことにもなる。

　話が要領を得ないと、こちらもついつい「尋ねたことだけ答えて下さい」と言いたくなるが、まとまらない訴え自体が連合弛緩や思考制止、不安などの症状であるので、観察するつもりで聴く方がいくらかゆとりを持って聴くことができる。

家族歴

　身体医学的な家族歴は尋ねやすい。だが、精神科的な家族歴はやや尋ねにくい。「ご家族や親類の方などで、本人と同じようなことで困られたり、精神科や心療内科にかかったことがある人がおられたら教えて下さい」などと尋ねる。可能なら「身内の中で、自殺された方がもしおられたら、それも教えて下さい」と聞けると良いのだが、これはいきなりはきつい質問なので、尋ねられそうなら尋ねるくらいで良いであろう。ある母親から「ここに最初に来た時に研修医の先生に『親族に自殺した人はいませんか』と尋ねられたんです。心の病の人は自殺する人が多いんでしょ。あれから息子が自殺するんじゃないかとずっと心配で気が気じゃないんです」と言われたことがある。我々が尋ねた事柄に患者や家族が強く影響を受けることを知っておくべきである。また、親族に自殺

者や精神障害者がいることを家族が本人には隠していることも少なくない。通院開始から1年以上経ってから、「実は先生、……」と言って教えてくれた例もある。予診の段階ですべての情報を得ようとするのは無理がある。

家族歴においては、医学的な家族歴だけではなく、家族構成員の各人が何をしているどんな人か、親類縁者はどこに誰が居て、どれくらいの関係にあるかなども尋ねておきたい。キーパーソンや治療に協力してもらえそうな人など、患者の人的資源を把握しておく。時には薬物療法や精神療法などより、周囲の人からの援助の方が予後の改善要因となる事例は少なくないからである。

病前性格

病前性格についても尋ねておきたい。「どんな性格ですか？」と本人に尋ねれば良いのであるが、「性格？　普通です」と答える人がかなり多いので、尋ね方を工夫したい。筆者はよく「人からはどんな性格だとかタイプだとか言われますか？」と尋ねることが多い。そうすると「みんなには私のことを明るいって言われます」などと答えてくれる。そこで「では、ご自分ではどう思いますか？」と尋ねると、「結構、くよくよと考える方なんですけど」などと話してくれることが多い。本人と家族で意見が異なることも多いので、多くの視点から立体的に聴取したい。

生育歴

近年、児童思春期だけでなく、成人後に精神科を受診する人においても、基底に若干の発達障害があると思われる人が多い。例えば、うつ病であったとしても、うつ病の原因を考えると、軽い発達障害→職場での孤立→うつ病発症、などの機序が認められる事例が圧倒的に増えており、生育歴や教育歴は、かつて以上に重要度を増している。受診した患者全例において詳細な生育歴を聴取するのは大変であり現実的ではないが、児童思春期の患者では詳しく尋ねたい。

詳しく尋ねるのであれば、「生まれた時は何グラムだったか覚えておられますか？」から尋ねるのがしやすいだろう。「難産とか早産とか未熟児だったとか、生まれた頃に困ったことはありましたか？」に続き、「生まれた後は順調でし

たか？」「その後に困ったことや不思議だったことなどありましたか？」など
を尋ね、「首がすわる、ハイハイを始める、立つ、歩き始める、話し始める、
がいつごろだったか分かりますか？」と尋ねてゆきたい。そして、「1歳半健
診や3歳児健診で何か指摘されたりはなかったですか？」「小さい時からの子
育てで、何か困ったことや気になることはなかったですか？」「保育園や幼稚
園は行かれましたか？」「元気に行っていましたか？」「何か困ることや指摘さ
れることはなかったですか？」なども尋ねたい。

教育歴

　教育歴は学歴だけでなく、出来れば学校名、学部学科名、成績、部活など、
その人がどんな学生生活を送っていたかをイメージして尋ねたい。例えば、大
学で成績が悪くても部活で役員をしてたとか、バイトで店を任されていたとか
なら、かなりの社会的能力があったと推察される。

　「最終学歴は？」と尋ねると嫌がる人が多いので、尋ね方を工夫したい。「小
学校、中学校は地元の公立でしたか？」と尋ればほとんど人が該当する。「ど
んな小学生でした？」「何をして遊んでいましたか？」「クラスの中ではどんな
生徒でしたが、目立たないタイプとか、リーダータイプとか、人気者だけどよ
く怒られたとか？」「勉強はどうでした？」「得意科目は？」などなど、家庭や
学校での本人の姿を想像しながら尋ねたい。

　そして、「高校はどちらへ行かれましたか？」「高校生活はどんなでしたか？」
「高校卒業の後は？」と聞いて行けば自動的に最終学歴が分かり、「就職した」
と言えばそこから職歴を尋ねて行けば良い。教育歴だけでなく、「小学校の思
い出で何か印象に残っていることはありますか？」などと尋ねると、どんな子
どもだったのかを彷彿させてくれるエピードが得られることがよくある。「学
校は楽しかったですか？　いじめられたりはなかったですか？」なども尋ねて
おきたい。

生活歴

　学歴に続いて職歴を尋ねるような形で、生活歴を尋ねていくのが良いだろう。

精神科外来における予診と診察の書記、陪席｜175

「就職されて、職場はずっと同じでしたか？」「異動とか転勤などは？」「ご結婚されたのはいつですか？」などと尋ねて行けば良い。「体の調子が悪かった時期や、精神的にかなりしんどかった時期などはありましたか？」なども尋ねたい。年齢を書いた年表のようなメモを書くのを見せながら尋ねると、本人と家族も年代順に生活歴を話してくれやすい。

「受診はしなかったけど、精神的にかなりまいっていた時期があった」のであれば、反復性うつ病の既往かもしれないし、「元気の無い時期と活発な時期が交代していた」のなら、気分の波だった可能性がある。これまで、どの程度のどんなライフイベントや困難に遭遇し、どのように乗り切って来た歴史を持っているのかを把握したい。でないと、今回受診に到った症状について、心因性の関与の評価をすることはできない。過去に比べて急にストレスに弱くなったのなら、器質的なものをまず考えるなどの示唆が得られる。

生活歴の聴取は、単に生活歴を知るだけでなく、その人のこれまでの「人生の流れ」を把握することだと考えたい。

受診のいきさつ

これは現病歴に含まれることかもしれないが、なぜ今日、受診となったのか、受診しようと最も強く思っているのは誰なのか、受診について本人はどう思っているのか、も確認しておきたい事柄である。仮に、何ヵ月も何年も前から症状があったのなら、なぜこのたび受診することになったのか、何か理由があるはずである。例えば、「受診は本人の希望」と言いながら、実は職場や学校に受診を命じられて来た、という事例は少なくない。症状としては今よりも少し前の方がひどく、今の方がやや軽減しているのだが、「放っておいてはいけない」と誰かから言われたとか、テレビなどの情報を知って受診することにした、などの例も多い。本人と親が対立した状況の思春期患者の場合だと、両者が周囲の者を自分の見方に引き入れようとして総力戦を展開していたりする。受診を勧めた教師の対応に腹を立て、「我が息子は絶対に病気などではない」と親が思っているような例に通院を勧めたら、親の逆鱗に触れて大変な事態に陥る、という展開もありえる。

精神科の受診を「風邪をひいたから内科を受診」のように手軽にする人はい

ない。受診することを決めるまで、本人も家族も相当に悩んだり、家族で意見が対立してケンカになったり、かなりのプロセスを経ているのが普通である。そのプロセスを話してもらえると、患者と家族の価値観や問題対処能力やパターンなど多くの情報が得られる。あまりにも簡単に受診を決めたのなら、それが1つの所見なのかもしれない。受診が主に誰の意向なのかがはっきりしない場合は、「病院で診てもらうことを一番望んだのはどなたですか？」とはっきり尋ねると良い。そしてそう尋ねた時の本人と家族の表情や反応を観察しておきたい。

予診後にすること

予診が終わったら、予診結果をまとめる前に、せねばならないことがある。それは、対応を急ぐかどうかの判断である。不穏などの精神症状のために、直ちに対応が必要な場合は、直ちに上級医に相談し、自院への即入院や、総合病院では精神科病院への紹介などを判断する必要がある。また、摂食障害でやせが著しいなどの場合は、上級医による診察までに血液検査の結果を得ておきたい。また、予診終了後の待ち時間を利用して、症状に応じた自己記入式の症状評価尺度などの記入をお願いしたり、詳細な症状把握や発達歴聴取などのための半構造化面接をしておくことを上級医から求められる場合もあるだろう。

予診をまとめる

予診後に直ちに行なうことが済めば、予診結果をまとめる作業に入る。その医療機関によって、予診をまとめる用紙や形式が定まっていることだろう。最近では電子カルテを用いている医療機関が多い。その定まった枠に要約して記載するわけだが、これが簡単なようで結構難しい。そして、要約に入らなかった情報がそのまま捨てられるのは非常に勿体ない。要約に漏れた情報も別紙の形でカルテの一部にすることを勧めたい。それが後で貴重な情報となることが少なくない。

精神科外来における予診と診察の書記、陪席｜177

本診察までに考えること

　予診をまとめた後、本診察までに時間があるなら、予診で得られた情報全体から診断を考えてみよう。この時、診断を考えるという発想も大事だが、「今後を予想する」という視点を忘れずにいたい。診断とは、「操作的診断基準のフローチャートに従った結果として得られるもの」、即ち「あみだクジ」的に決まるもの、でもあるかもしれないが、診断の本質とは「未来の予測」である。この患者は、このまま治療をしなければ〇〇になる、あの治療を行なえば◇◇になる、こんな介入を行なえば△△になる、などと予想して欲しい。その予想は大半は外れると思われるが、なぜ外れたのかを考えることで、本当の診断力がついてゆくだろう。

陪診と書記

　いよいよ上級医による診察が行なわれる際には、予診者はできれば、いや何としてでもその診察に入るべきである。上級医の診察を、自分の予診と比べながら観察して欲しい。例えば、自分が同じ事柄を尋ねても答えなかったのに、上級医が尋ねると患者がスラスラと答えたりすることがある。「上の先生なので答えてくれたんだろう」とひがみたくなるだろうが、尋ね方や話の流れなどに違いがあることが少なくない。

　診察医以外の人が横や後に座っていることに抵抗観を感じる患者もいる。筆者は、陪診者には必ず書記をお願いするようにしている。これまで何人もの患者が「先生の横で何もせず座ってただじっと私を見ながら私と先生の話を聞いているのはプレッシャーを感じるけど、横でカルテを書いたりなど、診察の助手として何か仕事をしているのなら、そんなに抵抗はない」と教えてくれたからである。そう意味で、陪診者や書記の挙動は「黒子に徹する」のが基本となる。

　また、診察医としても特に初診の際は患者と家族が語ったことはすべて記録しておきたい。診察を行ないつつ十分な記録をするのは困難であるので、書記がいてくれた方が明らかに助かる。

　書記として何をどのように記載するのが良いだろうか。昔から、診察の逐語

録を記載する方法が行なわれて来たが、これには賛否両論がある。ただ、初診時の逐語録があると、後に読み直したときに治療上のヒントや突破口が見つかることも少なくない。「治療で困ったら、初診時記録に戻れ」と筆者はよく言っている。今や多くの医療機関が電子カルテを導入しており、ワープロ入力をいくら急いでも逐語録など書けるものではないという現実もある。かといって逐語録でないとしたら、どこをどのように省略するのか？　これも難しい。書記の入力能力に応じた記載にならざるを得ないし、それでよいのではないだろうか。

　「書記は黒子」と今述べたが、実は書記は単なる記録や見学だけでなく、診察においてもっと積極的で重要な役割、精神療法的な機能を果たし得る。患者が過去の辛い体験を述べたとする。患者が「辛かったです」と述べたときに医師1人だけによる診察で診察医がうなずくよりも、書記や陪診者も一緒にうなずくと、受容や共感の力は倍になる。患者が嬉しいことを報告してくれたときには、「よかったね」との共感や称賛の効果も倍になる。書記や陪診者は診察医の支持的精神療法を増強する機能を持っている。書記や陪診者の存在が害になる患者もいることも確かであるが、教育医療機関であるならば、書記や陪診者を治療上どうプラスに利用しようか、と考えたい。

予測すること

　診断力とは予測力であると述べたが、書記や陪診者はまずは診察の成り行きを予測して欲しい。筆者が研修医だった時は、同期の者同士で、処方や助言の予想を競うのが流行った。書記に慣れて来ると、「この診察医は今この患者のことをきっとこう診断して、こういう介入をしようと思っているに違いない。だから処方はこれこれで、次回は1週間後に違いない」などと予測して、診察医を先回りして画面上に処方を記載しておくのである。そして診察医が「じゃあ処方は、セレネースの1.5mg錠を1日2錠で朝夕」などと言った時には、既に打ってある画面を見せてニコッとすれば良い。処方が当たれば後で同期の者に自慢する、ということを筆者はしていた。どの医師はどんな処方傾向があるかも同期同士で情報交換していた。このように、処方傾向も含めて予想し、その上級医の思考過程をまずは真似する形で、考え方を身に付けていくことを

精神科外来における予診と診察の書記、陪席 | 179

筆者は勧めたい。

質問と議論

　診察が終わった時点でさらに質問の時間があることが望ましい。すぐ後でなくても、その日の夕方でも後日でも良いから、診察時に疑問に思ったことは、診察医に質問して欲しい。「なぜあの診断なのか？」「なぜあの処方になるのか？」「なぜ患者のあの言葉に先生はあのように返答したのか？」「患者のあの言葉のあと、先生は何を考えたのか？」など、診察医の診察中の思考過程を全面開示させるつもりで質問攻めにして欲しい。筆者は指導医を質問攻めにして困らせたので、今や自分が質問攻めにされるのが定めと思っているのだが、最近は若い医師は質問攻めにすることがほとんどないことは淋しいことだと感じている。

おわりに

　精神科医として駆け出しの時期は、予診をして書記をする経験を多くすると思うが、精神科医になって数年経つと、予診を取ることも、上級医の診察に入って学ぶ機会もほとんどなくなってしまうのが現実である。できるだけ多くの患者の予診を取り、できるだけ多くの診察に入って書記をして、その後には診察医を質問攻めにして、先輩の技術のすべてを盗んでやるつもりで学んで欲しい。

〔文献〕
笠原　嘉『精神科における予診・初診・初期治療』星和書店、2007 年
青木省三『精神科治療の進め方』日本評論社、2014 年
村上伸治『実戦　心理療法』日本評論社、2007 年

第Ⅲ部　番外編

生活史健忘

はじめに

　生活史健忘とは、一般的な常識や知識は概ね保たれつつも、自己に関する記憶に関してのみ健忘を認める病態を言う。自己に関する記憶のほぼすべて、即ち自分の名前や住所、家族の名前や顔なども健忘しているようなものを、全生活史健忘と呼び、健忘が部分的であるものを部分生活史健忘と呼んでいる。全生活史健忘は、まさに、「ここはどこ？　私は誰？」の状態を呈するもので、我が国では俗に「記憶喪失」と言われたりしている。原因としては、頭部外傷やてんかんなどによる器質的原因によって起こることもあるが、多くは心因性だと考えられている。

我が国での研究

　我が国では、1950年に谷が「逆行性健忘の一例」という論文を発表し、1954年に塩入らが「全生活史に亘る心因性健忘の一例」と論文を発表して以来、「生活史健忘」という用語が使われるようになった。その後、1964年に山田らは「全生活史健忘の臨床的研究」という論文において、全生活史健忘の一般的な臨床経過を、①先行する意識障害の時期、②初診の時期の無知受動の時期、③次第に記憶の一部を想起する時期、④特有な情緒安定の時期、⑤催眠法などで記憶の回復後にかえって不機嫌で抑うつ的となる時期、の５つの時期に大別した。[1]以後の多くの症例報告でも、この山田らの示した経過があてはまったと

表1 全生活史健忘の特徴（高橋、1989年）

①好発年齢は10代後半から20代で、男女比はおよそ2:1である。

②表面的には対人交流が多く明るいが、適切に自己表現することはできず、現実問題を合理的に解決できず、容易に現実逃避的、抑うつ的あるいは自己破壊的になる病前性格を認める。

③知能は平均以上の例が多い。

④慢性の持続葛藤状況とでも言うべき、特有の準備状態（家庭内の不和、貧困、頸座的な問題、失業、犯罪、性的な問題、進学の問題、失恋、離婚、病気、怪我、近親者の死、社会適応不良など）を認める。

⑤慢性の持続葛藤状況こそが、全生活史健忘の発生に重要で、直接の契機は特定できなかったり、極く些細な出来事であることも多い。

⑥多くの例で遁走を認める。

⑦自己の健忘に対し無関心な独特の態度をとることが多い。

⑧典型例では、短期間に自然回復する傾向がある。大多数が数ヵ月以内に回復する。

⑨健忘出現前、あるいは健忘からの回復前後に抑うつ状態を呈することが多い。

⑩麻酔面接や催眠で、事実と一致せず著しく歪曲された供述を得ることがある。

⑪知覚異常、失立、失歩、視野狭窄、失神、めまいといった様々な転換症状を合併することがある。

⑫次のような独特の病像の変遷をたどる。

　a）先行する意識障害期（しばしば遁走を認める）。

　b）無知受動期（活動性の低下と受動的態度が前景に立ち、一般的知識についての健忘も認める）。

　c）次第に生活史以外の日常知識を取り戻す時期。

　d）特有の情緒安定期。

　e）回復前後の不機嫌抑うつ期。

する報告が多く、多くの例が辿る一般的な経過と考えられるようになった。1989年に高橋は「全生活史健忘の臨床的研究[3]」において、全生活史健忘6例を報告すると共に、全生活史健忘の特徴を12の項目にまとめている（表1参照）。

海外での研究

一方、海外では、谷が報告する15年も前に、1935年にAbelesらが「psychogenic

loss of personal identity」という論文で 63 例もの報告したのが最初とされる[2]。その後、解離については解離性同一性障害との関連での研究が進んだため、全生活史健忘は解離性同一性障害の中の 1 つの状態像として捉えられ、全生活史健忘という独立した疾患概念は日本ほどにはない。そういう意味で、「全生活史健忘は日本独自の疾患単位である」と言われたりする。全生活史健忘の国際的な診断基準において位置づけると、ICD-10 では「F44.0」、DSM-Ⅳ-TR では「300.12」の「解離性健忘」に含まれることになる。

心理的自殺

　Abeles らは、生活史健忘について「心理的自殺」という側面を指摘している。実際、希死念慮が先行した後に生活史健忘が起こる例もしばしばであるし、生活史健忘の回復に伴って希死念慮が生じる例も少なくない。人間が自殺するしかない状況に追い詰められた時には、実際に自殺をするか、苦しんでいる状況を含めて記憶をすべて消すか、そのどちらかしかなくなる、と考えれば、生活史健忘が自殺と近い位置にいることを理解しやすい。

　高橋は、健忘からの回復に力点が置かれるあまり、自殺の危険に対する評価が不十分となるような事態を避けねばならないことを強調している。これには筆者も同感であり、健忘を回復させようとする家族や治療者の態度は、患者の希死念慮を惹起させやすい。自殺の危険については、常に考えておかねばならない。

全生活史健忘の治療

　全生活史健忘の治療において治療者は、治療者は健忘の回復を求められる一方、早急な健忘の回復は危険である、という板挟みの状況に置かれる。精神療法的なアプローチについて諸家が報告しているが、先に述べた自殺の危険性もあり、健忘の回復そのものよりも、現実に適応してゆくことへの支持的対応の重要性を指摘するものが多い。これも、例えば不登校の例で考えれば、不登校にさせている腹痛や頭痛という症状を強引に取り去ろうとする介入は危険なものであり、不登校とならざるを得なかった、環境要因と本人の内面へのアプロ

ーチこそが治療として重要であることと同様である。

　木村は、無関心で受け身的な時期には、①環境に働き掛けて患者の心理的負荷を軽減する。②治療動機を持ってもらい、治療関係を構築する。不安定な記憶が断片的に回復する時期には、①患者の歴史を理解する。②記憶について聞き過ぎない。などを指摘している[4]。

筆者が行なう対応

　全生活史健忘に対しては、「自分を消すしか生きる道はなかった」という症状の必要性を尊重し、症状を支持しながらも、生活上は困らなくなるような治療が望ましい。筆者は概ね以下のように対応している。まず「自分の記憶を消す必要があるほどの、精神的に苦しい何かがあって、こうなったのだと思います。ですから、記憶を思い出そうとすると、気持ちが苦しくなったり、精神的に不安定になる可能性が高いので」と説明した上で、記憶を思い出そうとすることは当面は決してしないようにと、本人と家族を指導する。ただ、そのままでは生活上で困ることが多いので、家族が知っている本人についてのことを、教えてあげてもらう。つまり、想起する形ではなく、家族など周囲の人から教えてもらうことで、生活を再構築してもらう。そうすれば、生活に必要な記憶の多くは教えてもらえ、その隙間は気づかれない想起によって補充される。だが、その補充に本人は気づかないし、家族や治療者も気づかないことが治療として大切である。そして思い出してはならない記憶だけが、そのまま忘れたままになれば良い。忘れたままになった核心は、いずれ将来、別の症状に関連して扱う必要が出て来る場合もあるが、生活史健忘状態で扱うよりもはるかに安全である。また、それ以上に、患者の成長などによって核心は解決されたり意味を失ったりし、扱う必要もないまま患者の人生が流れていくことも少なくない。

〔文献〕

　1）山田　治、木村　駿「全生活史健忘の臨床的研究」『精神神経学雑誌』66 巻、800 ― 817 頁、1964 年

　2）Abeles, M, Schilder, P : Psychogenic loss of personal identity. Archives of Neurology and Psychiatry, 34:587-604, 1935.

 3）高橋祥友「全生活史健忘の臨床的研究」『精神神経学雑誌』91 巻、260 ― 293 頁、1989 年

 4）木村宏之「全生活史健忘の精神療法」『精神療法』35 巻、175 ― 176 頁、2009 年

第Ⅲ部　番外編

脳から見た心理療法

はじめに

　本稿においては、心理療法（精神療法）を脳ないし脳科学的視点から論じてみたい。心理療法と脳科学は、精神医学の領域においてある意味で、右端と左端と言ったら言い過ぎだが、なかなか接点を見出しにくい側面を持っている。確かに、科学的な心理療法や心理療法の科学的評価を目指している研究者や臨床家も少なくないし、心理療法の中でも認知行動療法などは、かなり科学的と言える内容を持っている。そういう心理療法に比べたら、筆者が普段行っている臨床は、「先生がしている、患者と雑談しているような診察は、本当に心理療法なのですか？　そしてそのどこが科学的なのですか？」などと問われれば、ほとんど沈黙するしかない。

　それでも脳科学的研究や実験の中には、心理療法に関して大きな示唆を与えてくれるものがある。そのようなものを紹介しながら、心理療法とは何なのかを改めて考えてみたい。

後催眠暗示

　精神分析療法の創始者であるジークムント・フロイトが、無意識の存在を確信するに至ったきっかけは、催眠療法における後催眠暗示だと言われている。後催眠暗示とは、催眠状態にある被験者に対して、例えば、「午後２時になったら、あなたはこの部屋の中で傘を開きます」というような指示を与える。催

186

眠状態から覚醒した被験者は、その指示を思い出すことはできない。だが、指示した午後２時が近づくと、常にとは言えないが、被験者は傘を取って来て、部屋の中で開いてしまう、つまり実験が成功することがある。

　被験者が傘を開いた理由は、明らかに催眠中の暗示によるものである。だが、被験者に理由を尋ねると、別の答えが返ってくる。例えば「今日は夜から天気が悪くなると聞いた気がして、傘が壊れていないか確認しておこうと思った」などと述べたりする。これが後催眠暗示と呼ばれるもので、無意識の存在を示すものだとされている。

　この後催眠暗示のことを筆者が知ったのは確か学生の時だったと思う。つまり今から30数年前である。「人が自分の行動の理由について考えていることは、正しいとは限らず、アテにはならない」ということは当時の筆者にとって、ちょっとした衝撃だった。筆者が人間の心への興味を深め、最終的に卒業後に専門として精神科に進んだきっかけの１つである。

　ちなみに、後催眠暗示の話をすると、「人間は暗示によって他人に支配されてしまう」と思ってしまう人がいる。だが、本人がしたくない事柄については、本人の中に反発する気持ちが起きて、実際に行動することはないと言われているのでご心配なく。「別にしても良いかな？」という程度の事だと、行なわれる可能性がある、という程度のことらしい。

盲　点

　ヒトの視野には「盲点」と呼ばれる「見えない」点がある。網膜に分布する視神経線維は、網膜の外側ではなく内側を走行し、１箇所に集まり太い束となって眼球から外へ出て行く。視神経が束となる部分には、視細胞がないため、網膜のその部分に映る物をヒトは感知することができない。この盲点の存在はごく簡単な実験で実感することができる。本書をまっすぐ目の前に置き、右目を手で覆って見えないようにし、左目だけで図１を見て欲しい。紙面から10cm位の距離で▲マークを視野の中心に置き、▲マークを凝視しながら、紙面からの距離を徐々に離して行く。すると紙面から15〜20cmの位置で、●マークが消えることに気づくだろう。これが盲点であり、●が盲点に入ったことを示す。

脳から見た心理療法 | 187

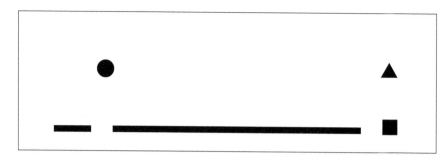

図 1 盲点の実験

　盲点は常に存在しているが、左右の目が互いの死角を補い合う形で機能するので、普段の生活で我々は盲点の存在を感じない。そして、片目で見れば盲点は明瞭に分かって良いはずなのであるが、現実には片目で見ても我々は盲点を感じにくい。このような実験を行なわないと実際に盲点を実感することは困難である。これは、盲点は真っ黒に見えて良いはずなのだが、頭の中で周囲の色と同様な色に加工されてしまうからである。

　今度は同じようにして、左目で■マークを凝視して紙面を離して行って欲しい。すると同じように、途切れた実線がつながって見える位置が見つかるだろう。盲点では、途切れた実線がつながって見えてしまう。これは、本当は見えていないのに、その周囲から実線が伸びているので、盲点にも実線があるだろうと勝手に推察して、脳の中で実線をつなげてしまっているのだ。つまり、脳は「思い込み」で画面を再構成することで、盲点という不都合な現実に我々が気づかないようにしてくれている。脳は、我々を現実そのものから遠ざけ、「思い込み」の世界を実際の世界だと我々に感じさせている。

網膜の画素数

　最近のデジタルカメラは高性能化が進み、画素数で言うと 1000 万画素以上の商品が多く売られている。では、実際の我々の目の網膜の視細胞の数はどれくらいなのだろうか。網膜に分布する視細胞の数は 100 万個程度だと言われている。つまり画素数にして 100 万画素程度ということになる。だが、100 万画素のデジタルカメラと言うと、今や多くの人は「そんな性能の低いデジカメ、

誰が買うものか」と思うであろう。我々は、目からの情報は100万画素であるのに、それを脳において、もっと画素数の細かい画像として認識していると考えられる。これも、現実情報を脳が加工した結果を、我々が現実だと思っている例であろう。

周辺視野の色

ヒトの網膜で光を感じる視細胞には2種類ある。光の明暗を感じる桿体細胞と、色を感じる錐体細胞である。そして色を感じる錐体細胞は、網膜の中心付近に分布し、桿体細胞はその周辺に分布する。そのため、暗い場所では、中心視野の視力は低下する。また、中心視野以外では、色を感じることができない。

実験をもう1つ行ってみたい。クレヨンを用意し、手探りで取った何色か分からないクレヨンを視野の端に置き、色を言い当ててみる。すると正解する率はかなり低いことに気づくだろう。さらに面白いのは、クレヨンを中心視野に置き、例えば赤色だと分かってから、そのクレヨンを周辺視野へ移動させる。すると赤色のままに見える。その位置のまま別の色のクレヨンにパッと置き換えても赤色のままに見えたりする。

我々が見ている世界は、視野の中心部のみは色があるカラーだが、中心部以外は白黒の世界である。だが、我々は視野の隅々までカラーに見えていると思っている。これは、本当は白黒なのに、脳が勝手に色を付けていると考えられる。色についても、我々は現実を直接見ているのではなく、脳が作った「思い込みの世界」を見ていて、それが現実だと思っている。

吊り橋理論

1974年に発表された心理学論文を紹介する。独身男性が集められて実験が行われた。渓谷にかかる揺れる吊り橋と揺れない橋があり、二手に分かれて橋を渡るのだが、橋の中央でともに同じ女性が突然に話しかけてアンケートを求めた。彼女は心理学の授業で行う実験のアンケートだと説明し、「さらに実験について詳しくお聞きになりたければ、ここに電話を下さい」と言って、紙の角を破って、彼女の名前と電話番号を書き留めて被験者の男性に手渡した。さ

て、実験結果は、揺れる吊り橋を渡った男性からは、大半から電話があったが、揺れない橋を渡った男性からは 10％程度しか電話がなかった、というものである。つまり、揺れる橋の上での緊張感のせいで、相手に好印象を持つ可能性がある。これが、「吊り橋の上で告白すると成功率が高い」と言われる吊り橋理論である。この実験については、吊り橋が怖くてドキドキしているのに、「心臓がドキドキしているってことは、俺はこの女性が好きなんだろう」と脳が誤解するのだ、と考えられている。

選択盲

　次に、2005 年に科学雑誌のサイエンスに載った論文を紹介する。女性の顔写真を 2 枚用意する。この 2 枚を被験者に見せ、2 人の女性のどちらが自分の好みかを選んでもらう。そして選んだ写真を手渡して、それを見ながら選んだ理由を答えてもらうという実験をする。だが実は、これを行うのは手品師で、被験者が選んだ写真を手渡す振りをして、実際には被験者が選ばなかった方の写真を被験者に渡す、ということを行ってもらう。選ばなかった方が手渡されるのだから、被験者は全員、すり替えられたことに気づくだろうと思うかも知れないが、実際に気づいた人はごく一部で、残りの大半の人は、すり替えられたことに気づかなかった。そして、気づかなかった人に、この女性を選んだ理由を尋ねてみた。すると、今自分が手に取っている写真を見ながら「微笑みがいい」とか「このイヤリングがいい」などと答える人が少なくなかった。はじめに自分が選んだ女性は、微笑んでもいないし、イヤリングもしていないのに。これは言ってみれば「作話」、つまり後からでっち上げた理由である。選択してしまった以上、後から理由をでっち上げて自分を納得させている。だが、被験者は本当にそうだと信じている。この現象は「choice blindness」（選択盲）と呼ばれている。

がんばれ！　効果

　今度は、2008 年にサイエンス誌に載った論文を紹介する。これはサミブリミナル映像を用いた実験である。サブリミナル映像とは、0.1 秒よりもさらに

短時間の映像で、それを見ても「見た」と意識では認識できない映像である。実験では、目の前に置かれた画面に「握れ」と表示されたら手元のグリップを軽く握ってもらう。3.5秒間だけ「握れ」と表示されて、その後に消える。そして今度は、「握れ」と表示される直前に、サブリミナル映像で「がんばれ！」など、努力を促すようなポジティブな言葉を表示する。すると「がんばれ！」と出るだけで握力が約2倍に増加することが分かった。もちろん本人はサブリミナル映像には気づかない。本人は「見た」と認識していなくても、サブリミナル映像によって明らかに握力が左右されていた。

　意識では認識しなくても、無意識では「がんばれ！」という応援を感じ取り、それに応じた正しい行動を我々は取っている。つまり、意識よりも無意識の方が正しく行動している。

シナリオという作話

　さて、以上述べて来たように、後催眠暗示実験や、心理学や最近の脳科学の実験などを見てみると、人間の意識で考えていることが如何に頼りにならないものであるかが分かる。我々は自分の行動の理由を勝手にでっちあげ、心臓がドキドキしているだけで、自分が目の前の異性に「気がある」と確信し、意識以外の無意識の判断によって我々は自身の行動を正しく修正してもらっている。本当の理由とは別個に、我々は行動の理由を都合良くでっち上げ、それを正しいと思い込むことで、自分を保っている。まるで、何でも良いから、「自分は○○なんだ」「○○しているんだ」というような、シナリオがないと人は生きられないかのようだ。

　脳研究者の池谷裕二氏は、著書である『単純な脳、複雑な「私」』の中で、上述のサイエンス誌の論文などを紹介した上で、「脳は身体を参考にしながら、感情の状態を判断している」としている。そして、なぜそんな回りくどい面倒な手続きをとるのかと言うと、ヒトは元来、脳の内部に直接アクセスして自分の内面を理解する方法を持っておらず、進化の過程でまずは、生存競争の必要上、他者を観察し他者の行動を推測する能力を発達させ、後にその能力を「使い回す」ことで自分の内面を観察する方法を身に付けたからだろうとしている。そして、「僕らは常に周囲の状況に合わせてストーリーをでっち上げる」「僕ら

脳から見た心理療法　191

が考えている事のかなりの部分は、恐らく作話なんだと思う」「ヒトの日常生活は作話（意味のでっち上げ）に満ちている」と述べている。

　同書ではその他にも多くの興味深い研究が紹介されている。例えば、「ご自分でいつでも好きな時に手を動かして下さい」と言われ、その人が手を動かす場合、順序としては、「動かそうという意図」→「動かそうとする準備」→「手に対する動かす指令」→「動いたという感覚」の順に生じると思われるだろう。だが、実際に実験してみると、準備、動かそう、動いた、指令、の順であるという。本人に「動かそう」という意図が生じるよりも先に、脳は動かすための準備活動を始めている。さらに、「動け」という指令が手に届くよりも先に、我々は勝手に「動いた」と思い込んでいる。我々の行動は「まず意志なり意図が働き、それに基づいて行動が起こる」ではなく、「行動の準備が先に始まり、途中で、後からの理由付けのように、意図が生じる」のである。

地球は円盤だった

　「地球は丸い」という事実が広く知られるようになる以前の中世ヨーロッパにおいては、人々は地球を円盤形だと考えていたと言われている。大陸の周りには海が広がっているが、その果てでは、海水は滝を落ちるように下へと落ちて行く、と信じられていたようだ。現代の科学では「そんなバカな」ということになるが、当時としてはそれが正しかった、というか、それしかマトモな説明はなかった。「分からないことは、分からないままに置いておく」ことが科学的な態度であるのだが、「分からないことを、分からないままに置いておく」ことは我々の精神衛生上はとっても良くないことであり、人間は「何でも良いから分からないことを説明してくれるもの」にすがりつく習性を持っている。筆者は医学生への授業において、この「地球は円盤形」の話をよくする。人間は「説明がない状態」に対して、いかに耐性が低く、真偽の不確かなものにもすがるものであるかを説明し、病的な考え方である「妄想」と言われるものは、如何に内容が間違っていようが、「説明の無い」不安から人を救ってくれるものであることを説明する。「妄想などというものがこの世に存在するのは、人間の頭がおかしくなるからなどではない。人間というもの自身が、説明のない不安にとても弱い存在であるからだ」と話して聞かせることにしている。

症　例

　30 代後半の女性。主婦であり 2 人の小学生の母親。夫に連れられて、筆者の外来を受診した。1 ヵ月ほど前からやる気が起きなくなり、気持ちも落ち込むようになり、この 1 週間は家事をどうやって良いかも分からなくなり、心配した夫に連れられて来たのだった。診断としては典型的な「うつ病」だと考えられた。

　筆者は、うつ病だと思うこと、今は苦しいだろうが必ず良くなること、そのためには通院して薬を内服することなどを説明した。だが、彼女は首を横に振った。「私は自分がうつ病なんかじゃないと思います。私は、母親としてしっかりやって来なかったから、こうなったのだと思います。それに、うつの薬は飲みたくありません」と述べた。うつの薬を飲みたくない理由を尋ねると、「うつの薬を乱用して、どうにもならなくなった人の話を聞いたことがあります」とのことだった。しばらく話し合ったが、薬への拒絶感は強かった。薬の話の後、彼女は筆者に尋ねた。

　「先生は、私は良くなると思いますか？」

　〈良くなると思いますよ〉

　「私は良くならないと思います」

　〈必ず良くなると思いますよ〉

　「どうして、そう思うんですか？」

　〈それは経験です。あなたのような人を私は何人も診て来た。みんな良くなった〉

　「どうして私もそうだと先生には分かるんですか？」

　〈やはり経験上です。私自身はたいした医者ではありませんが、私のバックには、豊富な医学の経験の蓄積があります。あなたは今とても苦しいと思う。だけど、悪いけど私はそんなに困ったとは思ってない。あなたのような症状の人は、必ず良くなる。大丈夫です。私の経験上、そして精神医学の蓄積として断言します〉

　「………」。

　薬への拒否は強かったが希死念慮まではなく、夫がしっかりした方で、本人に対して保護的であり、治療にも協力的であった。重大なことについては今は

脳から見た心理療法 **193**

決めたり結論を出したりしないこと、必ず家族や筆者に相談しながらやってゆくこと、などは約束できたため、まずしばらくは、本人の希望を受け入れて、薬なしの通院で治療することとした。

　数日後の診察では、心理療法として、まずは罪悪感を話題に取り上げた。

〈自分で自分をイジメていませんか？〉

「私が悪いんですから」

〈でも苦しいでしょう？〉

「苦しいです」

〈自分で自分をイジメていたら、うつは余計に悪くなります。当たり前ですよね〉

「………」

〈まずは自分を許してあげてもらえませんか？〉

「私が悪いのに？」

〈そうです。お子さんにはイジメは良くないって教えてませんか？〉

「よく言っています」

〈ではまず自らお手本を見せましょう〉

「人はイジメてはいけません。でも私は、悪いんです」

〈お子さんが、友達はイジメないけど、自分はイジメていいんだ、と言ったら認めますか？〉

「………」

〈自分を許してあげてくれませんか？〉

「許したくないです」

〈自分で自分を許してあげることができるなら、うつの薬なしで治るかもしれません。でも、許してあげられないなら、うつの薬が必要です。できますか？〉

「やってみます」

　再び数日後の診察で、彼女は自分を許してあげることはできないと述べ、抗うつ薬を飲むことに同意してくれた。薬の副作用への不安は強いため、ごく少量の抗うつ薬から処方した。再び数日後の診察では、罪悪感がいくらか薄らいでいたが、まだ悲観は強かった。

「自分はもうダメだと思います」

〈すべて終わりだ！　とか？〉

「思います」

〈すみませんが、『すべて終わりだ』とは決して言ってはいけません〉

「でも……、でもそう思います」

〈今はあなたはまだうつ病だけど、こうやって病院に一緒に来てくれる優しいご主人があなたにはいる。お子さんもやんちゃかもしれないけど元気にしている。この1週間、家族の誰も事故にも逢わなかったし、災害も起きなかった。誰も死ななかった。今日も皆さん生きている。これは素晴らしいことです。言葉は正しく使いましょう。『すべて終わりだ』、この言葉を言っても良いのは、地球最期の日だけです〉

「はあ？」

〈物事は正しく受け取りましょう。今日は、できない事もいくらかあったけど、良いこともたくさんあった。私はまだうつだけど、夫も元気、子どもも元気、みんな今日も死ななかった。良かった良かった、ってね〉

「はあ」

再び1週間後、その日は母親が一緒に来ていた。

「自分がふがいないです。子どもの世話もろくにできなくて、今は母親に来てもらっているんです」

〈それは良かった。優しいお母さんですね？〉

「申し訳ないです」

〈いいじゃないですか。お母さん、お孫さんの世話、嫌ですか？〉

「いいえ、お盆と正月に来るだけより良いです。孫はかわいいです」

〈そうですよね。時には孫の世話もさせてあげるのは、ちょっとした親孝行ですよ。たまには親としての出番があっても良いですね〉

「はい、今は喜んで助けてあげたいです」

「申し訳ないです」

〈謝る必要はありません。あなたにはこうやって助けてくれる人がいる。感謝しましょう〉

「それは私が悪いから」

〈お子さんが人の世話になったとして、自分を責める子になって欲しいですか、それとも人に感謝する子になってほしいですか？〉

「………」

脳から見た心理療法　195

〈ハイ、じゃあここで、お母さんに感謝しましょう〉

「………、お母さん、ありがとう（流涙）」

「いいのよ。今までよく頑張って来たんだから」

こんな通院がしばらく続いた。そして彼女は徐々に回復していった。回復し、薬も不要になった。そして、「今考えると、うつ病になって良かった。弱い人の気持ちが分かるようになった。人の優しさが分かるようになった。今までは自分一人で頑張っているつもりだった。毎日の普通の生活にも、感謝を感じるようになった」などと述べるようになった。

この例では、本人は当初は「自分はうつ病ではない。自分はダメな存在で、母親として至らなかったせいだ。こうなったのも当然」と自己規定していた。だが、薬と心理療法の助けを借りる中で、最終的には「うつ病になって良かった。自分は良い家族に恵まれている。家族に感謝している。特別自分が悪いわけではなかった」と自己規定するようになった。この変化を認知療法においては「歪んで間違った認知が、治療によって正しい認知になった」と説明するのだろう。だが筆者は、治療前の認知が誤りで、治療後が正しい、とは必ずしも思っていない。筆者は、どちらも正しいかどうか分からない「思い込み」だと思っている。正しいかどうか分からないが、自分を責める苦しい「思い込み」から、自分と周りに感謝して生きる、苦しくない「思い込み」に変化した、と思っている。

おわりに

様々な実験が示すように、人は「思い込み」の中で生きている。そして心理療法は、「苦しい思い込み」から「苦しくない思い込み」へ、「病的な思い込み」から「健康な思い込み」へ、「不幸な思い込み」から「幸せな思い込み」へ、「自分と他人を憎み恨む思い込み」から「自分と周囲に感謝する思い込み」へと変化することを手伝うものだと筆者は考えている。

〔文献〕

池谷裕二『単純な脳、複雑な「私」』朝日出版社、2009 年（講談社ブルーバックス、2013 年）

Donald G. Dutton and Arthur P. Aron : Some Evidence for Heightened Sexual Attraction under Conditions of High Anxiety. Journal of Personality and Social Psychology 30 (4):510-517, 1974.

Johansson P, et al. : Failure to Detect Mismatchis Between Intention and Outcome in a Simple Decision Task. Science 310:116-119, 2005.

Aarts H, et al. : Preparing and motivating bahaivior outside of awareness. Science 319 1639, 2008.

第Ⅲ部　番外編

青木省三の三編について

はじめに

　医師 1 年目から 25 年間、ずっと青木先生に指導を受けつつ一緒に仕事をして来た者として、青木自身の解説とは別の視点から、著作について述べる形でコメントをさせていただきたい。

『思春期　こころのいる場所—精神科外来から見えるもの』

　まず、青木先生の著作三部の中には『思春期　こころのいる場所』（青木省三著、岩波書店、1996 年）を私としては入れて欲しかった。だが、これは 2014 年現在、すでに絶版となっており（2016 年、新装版として日本評論社より刊行）、新たな入手ができないため、今回紹介される三部作としては却下されてしまった。却下されたものの、1996 年発行の本書は青木の単著の著作として最初の本であり、青木の臨床の原点が示されている。

　その中でも、青年を支える際に大きな示唆を与えてくれるものとして引用しているのが、エチオピアの古い民話「山の上の火」である。ある貧しい若者が金持ちと賭けをした。山の一番高い峰の上で、裸で一晩中、立っていられたら畑をやるという賭けである。青年は、物知りじいさんに相談したところ、「手伝ってやろう。山から谷を隔てて反対側に高い岩がある。明日、陽が沈んだら、その岩の上で火を燃やしてやろう。おまえの立っているところから、その火がよく見えるはずじゃ。お前は、一晩中、わしの燃やす火を見とるんだよ。目を

つぶったら、あかん。目をつぶったら、お前は暗闇に包まれてしまう。火を見つめながら、暖かい火のことを考えるんじゃ。それから、そこに座って、お前のために火を燃やし続ける、このわしがいることを考えるんじゃ。そうすればの、夜風がどんなに冷たかろうが、お前は大丈夫だ」と言われた。そして青年は、遠くでチカチカしている火をみつめながら、一晩裸で山のいただきに立つことができた、という話である。(『山の上の火』クーランダー、レスロー文、渡辺茂男訳、土方久功絵、岩波書店)

　青木はこの民話を引用し、「遠くの山の上の火の暖かさは決して青年に伝わりはしないが、山の上で火を燃やす人の暖かい思いや祈りは伝わる」とし、「いつの日か青年は覚悟をして一人で山の上に立つことが必要になる」のであるから、「すぐに暖かい食事や毛布を届けるのでも、代わりに立ってやるのでもない。診察室から、病院から出て行く青年がこれから過ごすであろう暗闇の中でじっと立っていてくれることを、祈るような気持ちで見送るのである。その祈りが、青年にとって遠くの山の上の火となるように念じながら」と述べている。

　これは青木が外国の民話を引用した例であり、本書には他にも引用は多々ある。だが、青木は精神療法に関する偉い人が書いた本の内容を自己の立脚点のように引用することはない。立脚点とするのは、何と言っても自己の体験である。例えば、ベトナム戦争や70年安保のいわゆる学生運動の時期、青木は高校生であったが、同級生とともに高校の一室に居座り、ガリ版刷りのミニコミ紙を発行するようになった。教師たちは立ち退きを命じ、何度も押し問答になったが、青木らは授業のほとんどには出ていたし、教師らも生徒の不在時に部屋を撤去することはなく、紳士協定のようなものがあったと言う。また、政治的なデモに参加することにも強く反対されたが、制止を振り切ってデモに参加すると、デモの横を同じ歩調でデモが終わるまで数人の教師が人込みをかき分けながらついてきたのが青木には見えたのだと言う。教師らはデモへの参加を力で止めようとはせず、デモに参加する生徒の安全を見極め確保しようとしていた。そして生徒のためには機動隊と戦うことも辞さない迫力を持っていた。「この教師たちの姿は、私が青年に会うとき、特に青年と対峙するときいつもこころの中によみがえってくる」と青木は言う。

　青木は、岡山大学病院精神科外来に「思春期外来」を立ち上げ、ある時期から外来の一室に「たまり場」を作った。高校の一室を占拠し、そこをたまり場

として過ごしながら、政治的デモにも参加した日々の経験がなかったら、思春期外来の「たまり場」はできなかったであろう。

『思春期の心の臨床―面接の基本とすすめ方』

　本書はまず2001年に出版され、一度品切となった後、新訂増補の形で2011年に出版されたものである。『思春期　こころのいる場所』が一般読者を想定した一般書であったのに対して、本書は「思春期の心の臨床」に携わる人向けの本となっている。本書に書かれていることは、青木が「思春期外来」を立ち上げ、思春期臨床を積み上げて行く中で得たものや、直面した困難の数々である。

　例えば、「思春期の治療を引き受ける時」という文章には、「青年が呈しているのは病気なのか」、「誰が受診を思いついたのか」「誰が問題をどのように理解しているのか」「何を期待しているのか」などの治療以前の事項がくどいほど並んでいる。これは、病気でないものを病気だと見なされて受診したり、本人でも親でもない外部からの圧力で受診していたり、幻想のような過剰な期待があったり、さまざまな治療以前の困難が診察室に持ち込まれ、青木が当惑した経験が元になっている。例えば、親子が激しく対立したまま、双方が精神科医に軍配を上げてもらおうと思って遂に受診に至ったという例もしばしばあった。事例ごとにさまざまな経緯があるにしても、病気として扱って良いものかと思える事態のまま、なし崩し的に通院が始まってしまい、気がつくと青年が「病人」になっているという事態を幾例も経験する中で、青木は精神医学は特に青年に対しては常に必要最低限の関与、即ち「ミニマム・エッセンシャル・サイキアトリー」であるべきだと考えるようになった。

　青木は自分なりの理想を描いて、「思春期外来」の看板を掲げた。そして徐々に「思春期青年期の専門家」と認知され、多くの青年が紹介されて来るようになった。紹介されて受診する青年が増えるとともに、全体の診察時間は延び、青年一人当たりの診察時間は短くなりがちとなった。ここは治療者として踏ん張らねばと努力したが、診療時間は限界までどんどん延びていった。受診数がさらに増加し、青年の行動化が増加する中で、青木は疲労、消耗し、それが治療者としてのゆとりを失わせ、青年の行動化を誘発するという悪循環を生じ、「燃え尽き」かけた。

精神療法の「偉い先生」の多くは、「専門家」と認知されることで直面するこれらの困難を、さらに「権威」として振る舞うことや、自分はスーパーバイズを主として、一部の患者だけを診ることなどで対処するのかもしれないが、青木は自分の立場を「下げ」、青年とできるだけ同じにしようと努力した。例えば、これ以上欠席したら留年が確定する不登校の高校生に「先生は何もしてくれないのですか。何か役に立つアドバイスはないのですか」と問い詰められた青木が、「役に立たなくて申し訳ない」と白旗を上げ、「行くかどうかは君が決めるしかないんだよ」と述べたことが治療の山場となり、青木に見切りを付け、「自分で頑張るしかない」と決めた本人が登校を始めるという経験も何度もするようになった。治療者の仕事は青年の不安を解消することではなく、青年が不安と直面することを、青年を見守るという形でそっと支えることだと考えるようになった。治療の初期には、患者の強い幻想は別として、ある程度の期待を引き受けることはやむを得ないが、「精神療法とは患者が治療者に徐々に失望していく過程であって、その程度や速度を調節することが大切だ」と私に教えてくれた。

「燃え尽き」かけた青木は、それまで以上に自分自身が同僚や家族に支えてもらうようになった。患者に対しても権威者にならぬようにするとともに、同僚に対しても、「権威者として上から指導する」ことはせず、青木に指導を受けている我々に助言を求め、下の者は「青木に良い助言をしよう」と考えることで、各自の臨床を伸ばしていくパターンにもなった。自分が人のネットワークで支えられるのと同じように、患者についてもゆるやかな連携やネットワーク、安心できる居場所作り、などで支えられる方向を摸索していった。

『精神科臨床ノート』

本書は 2007 年に出版されたもので、2000 年から 2007 年までに青木が執筆した文章が主体になっている。寄せ集め的なものでもあるが、青木の幅広い視野と考察が示された著作でもある。

精神療法家は精神療法を極めようとするものなのかもしれないが、青木は精神療法への根源的な疑問を発し続けた。「手術のように人の心を治すことができるのか。しても良いのか」という疑問や、精神療法としては進展しているよ

うに見えても、気がつくと患者にとっての対人関係は、治療者との二者関係だけになってしまっていた、というような「個人精神療法という二者関係の陥穽」を言うようになった。

「思春期における攻撃性の光と陰」「不登校の治療と援助を再考する」「青年期内閉への臨床的アプローチ」などに加え、薬物療法についても、「人生の流れと薬物療法」の中で、通常なら薬物療法が行われたであろうが、あえて薬を処方しなかった6例を挙げながら、安易な薬物療法の問題点を指摘している。

また、「統合失調症以前」という文章においては、統合失調症発病直前や発病が懸念される事例であっても、予想外によい経過をたどることが少なくないことを指摘し、薬物療法以外の可能で必要なアプローチについて述べている。

このように、青木は思春期臨床を起点にして、精神科臨床全般に渡って、「一般的に○○であると言われているけど、それは本当に正しいのか？」という疑問を幾つも感じ、それを自分の臨床の中で確かめながら、時に異議を発する形で発言する、または注目されていない面に光を当てる、ということが増えるようになった。これを青木は「世間の流れに逆らって『石を投げる』んだ」と言う。

この「あちこちへ向けて『石を投げる』」姿勢は、これも三部作には惜しくも入らなかった青木の著書『時代が締め出すこころ―精神科外来から見えること』（岩波書店、2011年、新装版、日本評論社、2016年）ではさらに強くなっている。

『ぼくらの中の発達障害』

青木の著書『僕のこころを病名で呼ばないで』（岩波書店、2005年）が絶版となったのち、この本の中古価格が上昇する中、筑摩書房がこの本を文庫化（ちくま文庫、2012年）してくれることになった（新装版、日本評論社、2016年）。その際に、「最近、発達障害の本が山のように多数出ているのに、発達障害の本人が読んでもためになる本がほとんどないので、どうか執筆して欲しい」との依頼に青木が応えて執筆したのが、この『ぼくらの中の発達障害』（ちくまプリマー新書、2012年）である。

元は小さい子どもを診る児童精神科医だけが詳しかった発達障害が近年、広

く知られるようになった。それとともに、思春期青年期を中心に、「特に発達
障害とは思われないまま青年期に至り、青年期以降に何らかの精神症状を呈し
て精神科を受診した人」の中に、若干の発達障害の徴候を感じることが非常に
増えて来た。「この人たちを発達障害だと考えて良いのか？」「どうしてあげた
ら良いのか？」が、青年期臨床だけでなく、精神科臨床全体の大きな問題にな
ってきている。そういう目で見てみると、そういう人は受診してくる青年期患
者の一部どころではなく、下手をすると半数くらいになるのではないか、と我々
は感じるようになった。すると、「健常」だとされている人たちとの間に境目
があるのか？　健常な人にはそういう徴候はないのか？　という疑問が生まれ
て来る。

　かねてより、統合失調症についても、「自分はたまたま、統合失調症になら
ずに済んだようだが、自分も危なかったかもしれないし、統合失調症の患者と
して精神科医の前に座っていたかもしれない」と思っていた青木は、発達障害
的徴候は、「健常」の人たちにも、自分の周囲の人にも、そして自分にも結構
あるのだと気づくようになる。自分を含めて、そういう人たちに読んでもらっ
て何らかの助けになるような本を、と思って執筆したのが本書である。

　発達障害については多くの事が言われるようになったが、発達障害の人が持
つ特徴を、「自分には全く関係ない異質な特徴」として、「外から目線」で論じ
た意見ばかりが聞こえて来ることに対して、「違うのではないか？」と「石を
投げた」形になっている。本書について、神田橋條治は、「自身の内なる発達
障害を感知できると、有害な野次馬になることを免れます」と述べている。

おわりに

　本来、「青木自身による解説を読んでのコメント」であるべき文章が、青木
自身の解説をほとんど無視し、青木の著作と臨床を独断と偏見で解説するよう
な文章になってしまった。青木先生には申し訳ないが、青木先生自身が「好き
に書いたらよい。君の文章の分量が増えた分、僕の文章は削るから」と言って
いただいたので、御言葉に甘えて好きに書かせていただいた。青木とは別の者
が別の視点で説明することが、青木の著作の読者の理解を促すものになればと
願いたい。そして、青木先生には自分の臨床を起点として、まだまだ「石を投

青木省三の三編について　203

げて」いただきたいし、投げられた石の顛末も見届けてゆきたい。もちろん、
その通りだと思うことは私も一緒に石を投げさせていただきますから。

第Ⅲ部　番外編

窮すれば通ず
── 治療のゆきづまりを希望へ

はじめに

　「治療におけるゆきづまり」というと、どんなことを連想するであろうか。我々治療者も患者もその家族も、自分が関わる治療が「ゆきづまること」は何とか避けたいと思っているであろう。そして、議論するテーマとしても、「治療におけるゆきづまりは、とても大事なテーマだが、自分の治療を例にとって論考するのはなるべく避けたい」という思いが治療者にはある。そういう意味で、大事だが物騒なテーマ、とも言える。本稿では「治療におけるゆきづまりとは何か」、そして「それをどう捉えるか」について考えてみたい。

すべてはゆきづまりから

　治療というものは通常は、患者が受診することで始まる。患者がなぜ受診するかといえば、それは自分ではどうにもならないと判断したから受診することにしたのであり、本人や家族などの周囲の人がゆきづまったから受診に至ったのだと言える。つまり、治療が始まる前からゆきづまりは生じている。患者の自己治療が「ゆきづまった」から受診したと言ってもよい。「ゆきづまり」というと、非常に大変な、特別な事態だという思われやすいが、すべてはゆきづまったことから始まっている。確かに、受診という事態が起こること自体、良くないことである。受診を考えるような、困ったこと自体が起きないことが最も良いのは間違いない。だが、ゆきづまることで受診という「解決に向けた前

205

向きな行動」が行なわれたと考えることもできる。そういう意味で、「ゆきづまり＝悪いこと」と考えてしまわない、という発想がまずは重要である。

　医療機関を最初に受診する際、患者本人が来るとは限らない。家族だけが相談に来ることも多い。その場合、「本人も受診予定だったが、今日は起きられなかった」とか、「症状のために外出ができない状態なので」「本人は来られなかったが、本人からの手紙を持ってきた」というような例もしばしばある。だが、「本人自身が、受診に同意してくれない」「受診を勧めたら、激怒された」「家族である私が今日ここに相談に来たことは、本人には告げてない。内緒にしている。バレたら怒られる」という事情での家族受診も少なくない。

　例えば、強迫性障害の場合だと、本人としては清潔不潔が異常に気になってしまい、「1日中手を洗っている」とか「家の中の物の多くを不潔だと感じて、家の中の一部の物しか手で触ることができない」などの状態に至っても、本人自身は「病気なんかじゃない」とか、「病院に相談に行くほどではない」と思っている例も少なくない。または、妄想性障害の人が「私は病気などではない。隣の家が毒ガスを撒いていることが問題なのだ。必要なのは病院ではなく、警察である」と思っている場合もある。これらの場合、本人自身が「症状」を自覚して、自ら病院に来てくれることが最も望ましいといえる。だがそれは簡単ではない。必ずしも「自ら症状を自覚」してくれなくても良いから、とにかく何とか本人が「何かに困って」相談に来てくれたら話は一歩前進である。その場合は、「本人が困ってくれること」が大切になる。「本人に今の状態にゆきづまってもらう」ことが大切になる。強迫性障害の場合だと、本人の症状に家族が巻き込まれてしまって、確認作業などの症状の一部を家族が「代行」してしまっていることが少なくない。その場合には、「確認作業などの行為をすればするほど症状はひどくなる」という強迫症状の特徴を家族に理解してもらい、症状の代行をやめることが治療の第一歩になる。そして、代行がなくなってどうにもならなくなった本人が、遂に自らの意志で受診するという形で、本人受診に成功する例は少なくない。この例では、本人が「自己治療にゆきづまる」ことが「ゆきづまり」どころか、それが治療の始まりとして重要になる。

様々なゆきづまり

時間のズレ

典型的な古典的うつ病の事例。休養と抗うつ薬による治療によって、順調に経過していた。焦ってもがくと余計に苦しくなる初期の焦りの時期に2ヵ月かかったが、それからは休むことを受け入れて、元気はないが休んで過ごせるようになった休養の時期が3ヵ月過ぎた。最近は意欲も徐々に出始めてきて、主治医から見たら順調な経過だった。だが家族としては、「うつ病の本を読んだら、うつ病は3ヵ月で治ると書いてあった。病気になってもう5ヵ月になる。まだ治らない。治療がゆきづまっているのではないか。主治医は経過は順調だというが、あれは治療のゆきづまりを隠すために言っているのではないか」と思っていることがわかった。

この例の場合は、本に書いてあることを基準にして、家族が「ゆきづまり」だと感じていた。このように、治療においては治療者、患者、家族の三者で状況の理解や意見がずれることは少なくない。「三者の呼吸が合う」ことが治療には大切である。家族は、経過に疑問があるなら、疑問が不信に変わる前に主治医に尋ねるのが望ましいし、主治医としては、家族が状況をどう理解しているかの把握に努め、家族も納得できるような分かりやすい説明を常にしておくべきであろう。このように、「ゆきづまり」という場合、いつ誰だ何を「ゆきづまり」だと感じているのかが重要である。

療養姿勢のズレ

「うつ状態」で1年間他院に通院したが「治らない」ということで受診した男性。どんなことに気をつけているかを尋ねたところ、「元気を出そうと頑張っている」とのことだった。彼は「元気を出すこと」が治療のために大事と考え、「元気を出そう」と頑張っていたのだった。「今は出すための元気もないのではないですか？」と尋ねると、「そうなんです」と涙ぐんだ。「今は、元気がないのだから、元気は出すものではなくて、貯めるものです。貯金のつもりで元気を貯めましょう」と説明すると、「そうなんですね」とホッとした表情を見せた。自分がそのように考えていることは、尋ねられもしなかったので、話すこともなかったのだと言う。

窮すれば通ず　**207**

症状理解のズレ

30代の男性。パニック障害。他院に2年間通院するが「良くならない」ということで来院した。よく話を聞いてみると、「パニック発作を起こさないことが治療だと考え、とにかくパニック発作が起きそうな状況を極力避けている」ことがわかった。発作の可能性のある状況を回避するため、生活がどんどん狭まるとともに、発作への不安が余計に強くなる悪循環に陥っていた。そこで、パニック障害とその治療について説明し、「当初は薬の力も借りて、パニック発作が起きないようにすることは大切。だが、最終的に必要なのは、パニック発作が起きても何とかなる、大丈夫だ、という覚悟であり、パニック発作をわざと起こして対処を何もしなくても自然に発作は収まることを体感して、発作が来ても『あるがまま』に余裕で流せるようになった時に薬はなくしていける」こと、および「不安の病気の本質は、不安と回避の悪循環である」ことを説明した。発作誘発の覚悟にはしばらくかかったが、徐々に発作に慣れていく治療に乗れるようになり、薬も減っていった。

通院治療のゆきづまり

50代の女性。うつ病となり、通院が始まった。夫や息子も家事を手伝うと言ってくれるので、休養を勧めたが、「家事は私がするしかないんです」と言い、家族に家事を任せることはしなかった。だが、うつ病症状の思考抑制も強くなり、判断力もなくなった。「今晩の献立は何にしようかしら」と考えてもアイディアは出ない。スーパーマーケットに行っても、何を買うか決められない。長時間、売り場をウロウロするばかりで挙動不審に思われたりもした。しまいには、料理の最中も、包丁を持ったままボーっとして行動が止まってしまうようになり、結局は入院になった。そして入院して良くなった。外来治療が「ゆきづまった」ことで、入院治療に切り替えることができた。

17歳女子、拒食症

体重が30kgを下回っても、自分で決めた以上の栄養は決して摂ろうとしなかった。「このままでは命が危ない」と本人以外のみんなが思った。しぶしぶ通院はしてくれたが、入院は断固拒否だった。治療のゆきづまりどころか、彼女の命が「ゆきづまっ」た。ある時ついに、低血糖昏睡で彼女は倒れた。救急

病院の個室で彼女は目を覚ました。連絡で駆けつけた両親がそこにはいた。それまで拒食についてほとんど何も言わなかった父親がついにはっきりと彼女に言った。「俺はしばらく仕事を休む。お前が家に帰ると言っても許さない。お前が自分で入院治療を受けるようになるまで、俺はここを離れない」。予想外の父親の迫力に押されて、彼女は入院治療を承諾した。その後の治療経過は、一進一退はあるものの、概ね順調の経過で回復していった。

16歳、高校1年生女子、不登校

　5月の連休から体調が悪くなり登校できなくなった。休むと体調はいくらかマシになるのだが、翌朝また登校しようとすると、腹痛、頭痛、過呼吸などが起こるのだった。とても登校できる状態ではなく、診断書を書いた。通院してもらい、いろいろと話を聞いたが、登校できない状態は続いた。9月になり、新学期が始まっても登校できない状態が続いたある日、彼女は言った。「先生、明日学校へ行けなかったら、私、留年になるんです。どうしたらいいんですか。先生は話は聞いてくれるけど、それだけで、何もしてくれないんですか。留年だけはしたくないです。留年になったら、1学年下の子といっしょになってしまいます。嫌です。留年になったら、私は退学します。どうしたらいいんですか」、そう言って彼女は泣いて私に迫った。「頑張って学校へ行こう！　なんてとても言える状態ではなかった。だから診断書を書かせてもらった。君が登校する苦しさは、並大抵のことではない。留年にならないためには学校へ行くしかないのだけれど、とても出来る状態ではないと思う。力になれなくて、申し訳ない」と言って私は頭を下げた。「もういいです。先生には相談しません！」と言って彼女は診察室を出て行った。彼女はゆきづまり、私もゆきづまり、ゆきづまった私の言葉に彼女はさらにゆきづまったのだった。そして翌日から、なんと彼女は登校を始めた。私も家族もびっくりしたが、彼女は登校を始めた。家族には「あの先生、頼ってもダメだ」と言っていたそうだ。

小さな変化

　「ゆきづまっている」と感じていた時を後から考えてみると、「ゆきづまってはいなかった」と考えられることは良くある。一見、膠着状態に見えたとして

窮すれば通ず 209

も、実は小さな良い変化が始まっていたのだが、それには気づいていなかった、ということがしばしばある。小さな変化ではなく、時には「大きな変化」であるのだが、困った行動であるがゆえに、良い方向への変化だと気づかない場合もあるので注意したい。

16歳の女子、主訴：リストカット

　もともと自分の気持ちを言葉にするのが苦手で、高校入学の頃から手首を切るようになった。どんな時に何が苦してリストカットするのかを尋ねても、言葉にすることはほとんどできなかった。それでもどことなく魅力のある子であり、彼氏ができた。「リストカットしたくなったら僕にメールをして」と彼氏が言うようになり、リストカットする前に彼氏にメールをすることが時々できるようになった。そのうち、真夜中に「リストカットしたくなった」「死にたくなった」とメールすることが増え、夜中でも彼氏が駆けつけるなど、彼氏が振り回されるようになった。保健室の先生は「境界性パーソナリティ障害でしょうか？」と主治医に尋ねた。彼氏も「僕もしんどいです」と言い始めた。状況は「ゆきづまっ」た。だがその一方で、彼女は診察場面では自分の気持ちを言葉にし始めていた。「人に頼らないように言われて、そう思って生きてきた」「彼氏は、僕に頼っていいよ、と言ってくれた。でも頼り始めたら、どこまででも頼りたくなり始めた。どうしたらいいのかわからない」などと話すようになった。

窮すれば通ず

　「窮すれば通ず」、私はこの言葉が好きである。多くの患者、多くの家族、多くの治療者が「窮する」ことで、患者自身や家族や治療者が、これまでの方法に固執しなくなったり、他の人に助言を求めたり、逆の方法や別の方法をやってみる覚悟ができたり、発想の転換が図られたりしていると思う。「窮する」ことがなかったら、この良い変化は起きなかったであろうと思える例も多い。そういう意味では、「困ること」、「窮すること」は大切なのではないか。窮しているならば、患者が、家族が、治療者が今やっているやり方ではうまく行かないのかもしれない。だがこのような時は、患者や、家族や治療者は、これま

でのやり方に固執していることが多い。だから、今のやり方はゆきづまったほうが良いのかもしれない。その方が他の方法に目を向けることができるのだから。

人を呼べ

「病院内で倒れて動かない人（患者）を見つけた時にはまず何をすべきか？」について、我々医療者がどのように教育されているかご存知だろうか。「呼吸をしているか？」「脈はあるか？」を確かめるのは当然必要なのだが、同時にまずすべきことされているのは、「大声で人を呼べ」である。1人でできることはタカが知れている。まずは医者でも看護師でも誰でも良いから、人を集めることが大切なのだ。

これを「治療におけるゆきづまり」に当てはめると、何が言えるのか。それは、「他者の意見を聞け！」であろう。治療がゆきづまっている時は、患者も家族も治療者も、視野狭窄に陥っていることが少なくない。他の発想や視点に切り替えることしにくくなっている。後から考えると何でもないことなのに、思いつくことができなくなっていたりする。

窮する、を多層に

「同じ診てもらうなら、名医に診てもらいたい」と多くの患者が思うだろう。患者の気持ちとしては当然である。「名医リスト」のような本が売れていたりする。外科手術などについて言えば、「手術の腕の差」は分かりやすいことなのかもしれない。だが、こと精神科に限っては、「誰が名医で誰がヤブ医者なのか」はとてもわかりにくい。大学病院には多くの患者が「他院での治療を受けているが、経過が思わしくないので」ということで受診する。だが、「そんな治療では治らないのは当然だ」と思える例は、ないことはないが実際にはとても少ない。「当院に通っても、私が診たとしても同じような経過だろうな」と思える例が大半である。そのことを率直に伝え、「ご希望なら当科に通ってもらっても良いのですが、予約なのに何時間も待つのが現状です。3時間待って3分診療なんて言いますけど、それが冗談じゃなくて4時間待って5分診療

窮すれば通ず　211

とかになるんですけど、ご覚悟よろしいですか？」と問うことになる。「あの
クリニックはひどかった」と語る患者が多いクリニックでも、「あのクリニッ
クですごく良くなった。あのクリニックはいいですよ」と言う患者も必ずいる。
また、「はじめのうちは厳しい先生だと思いましたが、通いだして2年目から
先生が厳しく言う意味が分かり始め、よくなったんです」という話を聞いたこ
とだって何度もある。名医を求めて、短期間で次々にドクターショッピングを
していたら、いつまでも治らないのかもしれないのだ。

　「名医に診てもらいたい」のと同様に、「若い先生だと頼りない。治らないの
ではないか？」と思う患者も多い。これも気持ちとしては無理もないのだが、
経過としてはそうでないことが少なくない。若い治療者は、枯れ果てたベテラ
ンにはない真面目さと熱意を持っていることが多い。若い治療者は経験が乏し
いので、経験の乏しさについては我々ベテランからの支援が必要である。だが、
ベテランの支援を受けると、若い治療者は驚くほどの治療力を発揮することが
少なくない。

　若い治療者は、治療について同僚や先輩に色々と尋ねる。我々ベテランにも
尋ねる。最終的には最も偉い責任者の意見を聞くこともある。したがって、発
想の転換の機会が何層にもある。「窮すれば通ず」が何層にも起こる。だがもし、
最も偉い治療者が担当したらとしたら、若い治療者が1人で診るよりも第1層
での治療成績は良いかもしれないが、発想の転換の機会は乏しい。偉い人ほど、
若手に意見を聞くことはしなくなる。したがって、ベテランの支援を受けた若
い治療者の層構造の治療には敵わないことになりやすい。発想の転換によって
「窮すれば通ず」機会が何層もあった方が強いのである。

おわりに

　治療がゆきづまることなく、スムーズに治療が進むのなら、それに越したこ
とはない。だが、しばしば治療はゆきづまる。ゆきづまった時、我々は悲観す
ることもできるし、「窮すれば通ずのチャンスだ」と考えることもできる。悲
観すればするほど、視野狭窄に陥り、いよいよゆきづまる。ならば、逆転のチャ
ンスだと考えた方が得であるし、そう考えた方が、ゆきづまりが打開される
確率は明らかに高くなる。ぜひ、「窮すれば通ず」と考えてほしい。ゆきづま

212

った時ほど、「逆転のチャンスだ」、「さあ、何が起こるかな？」、「だんだん面白くなってきたぞ！」、「何か今までしてなかった発想は？」などとつぶやいて欲しい。これは、治療者だけでなく、患者も家族もみな同じである。患者は最も苦しんでいる当事者なので、難しいこととは思うが、この視点を忘れないでいて欲しい。中井久夫は、「医者ができる最大の処方は"希望"である」と述べている。ゆきづまりが希望につながることを忘れないでいて欲しい。

〔文献〕

中井久夫『精神科治療の覚書』日本評論社、1982年（新版、2014年）

村上伸治『実戦 心理療法』日本評論社、2007年

青木省三『精神科治療の進め方』日本評論社、2014年

あとがき

まえがきにおいて「流浪」という言葉を使ったので、あとがきでは、「流浪の旅ももうすぐ終わりに」と書くのが正しいのかもしれない。だが実際にはそのようにはならず、ますます流浪している。指導は上の者が下の者に行うもの、という考えには若い頃から反発していたが、今や私が指導医と呼ばれる立場となり、私が教える立場に転じている。自分の臨床を1つの素材として見てもらい、型にはめる指導はできるだけしないようにしているつもりである。そのためか、後輩たちの治療はみな各々に個性的である。指導医として後輩たちの治療を教えてもらったり見せてもらうと、それは実に楽しい。「正しいことを教える」ことも必要だが、「その治療者の個性がどんどん出てくる」ことを目指した方が、後輩たちの治療が豊かになると感じるようになった。「個性を伸ばす」などと称しながら、個性的な治療ほどそれを焚き付けたりしている自分に気づくようになった。というわけで、私は指導医という立場を利用して、後輩たちから教えてもらうようになった。今や、私が教えてもらうのは、先輩たちよりも後輩たちからの方が多くなりつつある。

後輩たちの各々に味のある治療を焚き付けたりしながら眺めていると、1つの到達点に向かって登っていくイメージはなくなってしまった。1点に収束するのではなく、いよいよ患者の個性の数だけ、治療者の個性の数だけ、無数の分岐に分かれて行きつつある。私はそれを今、楽しんでいる。

さて、本書は10年前に刊行した拙著『実戦 心理療法』の続編に相当することになっている。「先生、続編、まだですか？」と、10年間ことある度に催促し続けて下さった、日本評論社の遠藤俊夫さんの根気と度量にまずはお礼を言いたい。そして、研修医以来ずっと、いや学生の時からの指導医である青木省三教授をはじめとする、川崎医科大学精神科のスタッフみんなに感謝をしたい。そして私に多くのことを教えてくれ育ててくれた患者の皆さんに感謝したい。

私が望むことは、治療者に対しても患者に対しても同じである。自分の感性を信じて、自由に羽ばたいて欲しい。

2017年8月　　　　　　　　　　　　　　　　　　村上伸治

【初出一覧】（掲載順。論文タイトルは初出時のもの）

第Ⅰ部　精神療法とは

「日常臨床における広義精神療法」

青木省三編『臨床精神医学（特集・日常臨床における精神療法）』36巻11号、1377-1382頁、2007年

「支持的精神療法」

青木省三・中川彰子編『専門医のための精神科臨床リュミエール11（精神療法の実際）』44-57頁、中山書店、2009年

「子どもの精神療法の基本―初回面接および支持的精神療法」（青木省三と共著）

『児童青年精神医学とその近接領域（特集・子どもの精神療法)』55巻2号、97-07頁、2014年

「人生を視座とする精神療法」

『日本森田療法学会雑誌』27巻1号、45-49頁、2016年

「精神療法としての助言や指導：私はどうしているか―気分障害（うつ病、うつ状態、双極性障害)

青木省三編『臨床精神医学（特集・精神療法としての助言や指導―私はどうしているか)』43巻8号、1109-1114頁、2014年

「急性期の関わり―そばにたたずむこと」

『統合失調症のひろば（特集・統合失調症に治療は必要か)』創刊号、40-46頁、2013年

「急性期の関わり②―少し離れてたたずむこと」

『統合失調症のひろば（特集・私を変えた出来ごと)』4号、97-102頁、2014年

「統合失調症における治療合意へのプロセス」

岡崎祐士編『統合失調症とのつきあい方―治療の考え方を見直す』100-107頁、こころの科学増刊号、2010年

「統合失調症治療における身体へのアプローチ―中井先生から学んだ私の作法」

『中井久夫の臨床作法』90-94頁、こころの科学増刊号、2015年

第Ⅱ部　思春期と発達障害

「学校に行けない―不登校」

山登敬之・斎藤　環編『入門子どもの精神疾患―悩みと病気の境界線』60-66頁、こころの科学増刊号、2010年

「思春期心性とこだわり」

本多秀夫編『こころの科学（特別企画・子どものこだわり）』183 号、21-25 頁、2015 年

「思春期の行動の問題と発達障害」（北村直也、和迩健太、高橋　優、鷲田健二、澤原光彦、宮崎哲治、末光俊介、石原武士、青木省三と共著）

『精神科治療学（特集・鑑別しにくい精神症状を診分ける）』31 巻 3 号、323-328 頁、2016 年

「自分は発達障害ではないかと疑う人たちへ」

青木省三・塚本千秋編『こころの科学（特別企画・成人期の発達障害）』63-69 頁、2013 年

「私の精神療法的アプローチ—広汎性発達障害への精神療法」

青木省三・村上伸治編『専門医のための精神科臨床リュミエール 23（成人期の広汎性発達障害）』270-281 頁、中山書店、2011 年

「初老期の自閉スペクトラム症者」（高橋　優、和迩健太、北村直　也、澤原光彦、青木省三と共著）

『精神医学（特集・成人の自閉スペクトラム症とライフステージの課題）』58 巻 5 号、407-414 頁

第Ⅲ部　番外編

「精神科外来における予診と診察の書記、陪診」（高橋　優、原　正吾、吉村優作、和迩健太、北村直也と共著）

青木省三編『臨床精神医学（特集・若手医師に伝えたい精神科診療の基本）』44 巻 6 号、795-801 頁、2015 年

「生活史健忘」

松下正明総編集『精神医学キーワード事典』100-101 頁、中山書店、2011 年

「脳から見た心理療法」（青木省三と共著）

福田正人編『こころの科学（特別企画・こころと脳の科学）』150 号、14-20 頁、2010 年

「青木省三の三編について」

原田誠一・精神療法編集部編『先達から学ぶ精神療法の世界—著者との対話への招待』19-22 頁、精神療法増刊 1 号、2014 年

「窮すれば通ず—『治療のゆきづまり』を希望へ」

原田誠一編『こころの科学（特別企画・治療のゆきづまり—〝次の一手〟を工夫する）』178 号、10-15 頁、2014 年

●著者略歴──

村上伸治（むらかみ・しんじ）

1989年　岡山大学医学部卒業。

現　在　川崎医科大学精神科学教室講師。

著書に『実戦 心理療法』（日本評論社、2007年）、編著書に『専門医のための精神科臨床リュミエール 23　成人期の広汎性発達障害』（青木省三と共編、中山書店、2011年）『大人の発達障害を診るということ―診断や対応に迷う症例から考える』（青木省三と共編、医学書院、2015年）などがある。

現場から考える精神療法──うつ、統合失調症、そして発達障害

2017年9月25日　第1版第1刷発行

著　者──村上伸治

発行者──串崎　浩

発行所──株式会社　日本評論社
　　　　　〒170-8474　東京都豊島区南大塚 3-12-4
　　　　　電話03-3987-8621（販売）　-8598（編集）　振替 00100-3-16

印刷所──港北出版印刷株式会社

製本所──牧製本印刷株式会社

装　幀──図工ファイブ

検印省略　ⓒ Shinji Murakami　2017
ISBN 978-4-535-98457-8　Printed in Japan

JCOPY 〈㈳出版者著作権管理機構　委託出版物〉
本書の無断複写は著作権法上での例外を除き禁じられています。複写される場合は、そのつど事前に、㈳出版者著作権管理機構（電話 03-3513-6969、FAX 03-3513-6979、e-mail：info@jcopy.or.jp）の許諾を得てください。また、本書を代行業者等の第三者に依頼してスキャニング等の行為によりデジタル化することは、個人の家庭内の利用であっても、一切認められておりません。

実戦｜心理療法

村上伸治［著］

心理臨床にスマートさなどいらない。自分の感覚や体験を大切にしながら、クライアントに正面から向き合うことから始めよう。 ◆本体1,900円＋税

■日評ベーシック・シリーズ

［新版］精神科治療の覚書

中井久夫［著］ ◆本体2,400円＋税

「医者ができる最大の処方は希望である」――精神科医のみならず、すべての臨床医に向けられた基本の書。ワイド判、読みやすい文字になって新版化！

これから精神科臨床を学ぶ人へ──青木精神医学の原点

■青木省三／精神科外来シリーズ［全3巻］ ◆各本体2,500円＋税

思春期 こころのいる場所

思春期外来に「たまり場」をつくった若き日の青木省三とその仲間たち。青年…出会い…居場所。1996年刊の長らく入手困難であった青木省三の処女作を復刊。復刊にあたり書評等を「人と作品」として巻末に掲載。

僕のこころを病名で呼ばないで

「問題」ではあるが「病気」ではない──

人は、皆、病気と健康の教会の判然としないグレーゾーンに生きている。日々の臨床で行っている診断の意味や影響を考える。

時代が締め出すこころ

症状よりも生活をみる──生活が安全で安心したものになると、症状は勢いを弱める。精神医学の肥大化に歯止めをかけ、小さな精神医学をめざす青木臨床学の真骨頂。

精神科治療の進め方

青木省三［著］

患者さんの心理や症状の背景にあるものを捉え、その人生がよりよいものへと向かうよう応援する──青木精神医学の集大成。 ◆本体2,300円＋税

日本評論社
https://www.nippyo.co.jp/